高脂血症

GAOZHIXUEZHENGHELIYONGYAOYUSHILIAO

合理用药与食疗

（第二版）

丛书总主编　谢英彪

本书主编　王弋然　谢英彪

编　著　徐　芳　乐　瑛　黄震华
　　　　曲黎明　章国礼
　　　　王遵荣

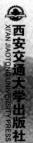

西安交通大学出版社
XI'AN JIAOTONG UNIVERSITY PRESS

内容简介

本书由医学专家撰写,简要介绍了高脂血症的基本知识,在重点介绍药物治疗的同时,精选了数百首适合高脂血症患者的调养食疗方。全书突出了知识性、实用性和科学性,可帮助广大患者选用适合病情的食疗与药疗方法,以减轻病痛,战胜病魔。

图书在版编目(CIP)数据

高脂血症合理用药与食疗 / 谢英彪主编 . —2 版 . —西安:西安交通大学出版社,2013.8

(常见疾病合理用药与食疗丛书)

ISBN 978 - 7 - 5605 - 5577 - 5

Ⅰ.①高… Ⅱ.①谢… Ⅲ.①高血脂病—用药法②高血脂病—食物疗法 Ⅳ.①R589.205 ②R247.1

中国版本图书馆 CIP 数据核字(2013)第 195454 号

书　　　名	高脂血症合理用药与食疗(第二版)
丛书总主编	谢英彪
本书主编	王弋然　谢英彪
责任编辑	吴　杰　王华丽
出版发行	西安交通大学出版社
	(西安市兴庆南路 10 号　邮政编码 710049)
网　　　址	http://www.xjtupress.com
电　　　话	(029)82668357　82667874(发行中心)
	(029)82668315　82669096(总编办)
传　　　真	(029)82668280
印　　　刷	陕西宝石兰印务有限责任公司
开　　　本	727mm×960mm　1/16　印张 10　字数 123 千字
版次印次	2013 年 8 月第 2 版　2013 年 8 月第 1 次印刷
书　　　号	ISBN 978 - 7 - 5605 - 5577 - 5/R·333
定　　　价	25.00 元

读者购书、书店添货、如发现印装质量问题,请与本社发行中心联系、调换。

订购热线:(029)82665248　(029)82665249

投稿热线:(029)82665546

读者信箱:xjtumpress@163.com

常见疾病合理用药与食疗丛书
编委会名单

主　编：谢英彪

副主编：林傲梵 杨暐立

编　委：（以姓氏笔画为序）

王戈然 马爱勤 刘光隆

苏　强 张牡兰 陈金宜

胡　敏 逯尚远

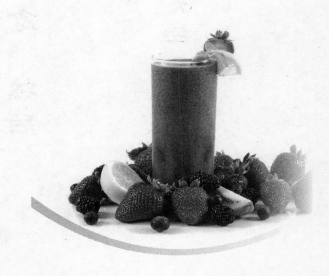

「医者当须先洞晓病原，知其所犯，以食治之；食疗不愈，然后命药。」

——唐代大医学家孙思邈

前　言

　　近年来，随着生活的改善，人们膳食结构趋向高脂肪、高热量，加上体力劳动和运动的减少，高脂血症发病率在逐年增高。高脂血症是冠心病、脑卒中等心脑血管病的危险因子，与多种"富贵病"密切相关。在我国，心脑血管病的病死率始终高居首位。高脂血症引起的心脑血管病已成为人类高患病率、高致残率、高死亡率的"隐形杀手"。因此，高脂血症的防治应引起现代社会的高度重视。

　　导致高脂血症的病因虽然众多，但饮食不当是其主要原因。所以，高脂血症的防治首先应从饮食入手，通过膳食调养，结合合理用药，是治疗高脂血症的主要手段。

　　本书简要介绍了高脂血症的基本知识，在重点介绍中西药物治疗的同时，精选出数百首取材方便、制作简便、安全有效的调养食疗方，旨在帮助广大高脂血症患者在大饱口福的同时，选用适合病情的食疗与药疗方法，以战胜病魔，早日康复。

　　本书由临床医学专家和高级烹饪技师共同撰写，内容丰富翔实，通俗易懂，文字简洁，使知识性、科学性和实用性得到较好的结合。本书适合广大高脂血症患者及家人阅读，也可作为临床医护人员和营养师的参考资料。

　　愿《高脂血症合理用药与食疗》一书成为您和家人的良师益友。

谢英彪

2009 年 10 月

目 录

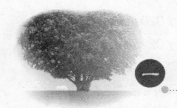

一 认识高脂血症

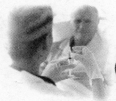

二 高脂血症患者的药物治疗

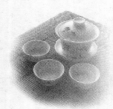

 高脂血症患者的茶饮

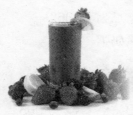

四　高脂血症患者的果菜汁

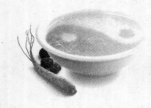

 五 **高脂血症患者的药粥**

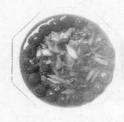

六 高脂血症患者的菜肴

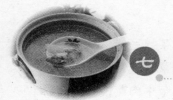

七　高脂血症患者的汤羹

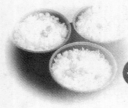

高脂血症患者的主食

什么是血脂、脂蛋白

血脂　血脂是血液中脂类的总称，包括三酰甘油、胆固醇、胆固醇酯、磷脂、糖脂、游离脂肪酸等，它们既可在体内由肝、脂肪组织等合成后释放入血，又可从脂类食物经消化吸收入血。在体内各个组织器官中均有分布，是维持细胞基本代谢的必需物质。在众多血脂成分中，我们比较关注的主要是三酰甘油、胆固醇。

● 三酰甘油（TG）是人体重要的储能和供能物质，但过高可致动脉粥样硬化。

● 胆固醇（TC）是细胞膜的主要成分，维持细胞膜的正常结构和功能；同时胆固醇在体内可转变成多种类固醇激素，与维持人体第二性征有关；胆固醇在体内还可转变成维生素 D_3 及胆汁酸等，在调节钙磷代谢、脂肪消化中发挥作用。

脂蛋白　血浆中的胆固醇和三酰甘油是脂溶性物质，不能溶于水，必须与一种载运物质结合后才能在血液中运输，这种载运物质就是脂蛋白。脂蛋白功用是在组织间转运脂类，并参加脂类代谢。

● 脂蛋白分为五类：乳糜微粒（CM）、极低密度脂蛋白（VLDL）、中间密度脂蛋白（IDL）、低密度脂蛋白（LDL）、高密度脂蛋白（HDL）。

● 其中，低密度脂蛋白是动脉粥样斑块形成的主要因素，是"坏"胆固醇；而高密度脂蛋白可防止斑块的形成，是"好"胆固醇。

理想的血脂水平是多少

血脂和脂蛋白水平的正常与异常之间缺乏清楚界限，因而确定血脂和脂蛋白过高的界限是人为确定的。按传统的看法，一般以同性别、同年龄组健康人群95%范围的数值定为该测定参数的"正常值"。

（1）以总胆固醇水平衡量，血浆总胆固醇水平的理想值小于5.20 mmol/L（毫摩尔/升）；边缘升高值为5.23~5.69mmol/L；升高值大于5.72mmol/L。

（2）以血中低密度脂蛋白–胆固醇（而非总胆固醇含量）水平衡量，理想值小于3.12mmol/L；边缘升高值为3.15~3.61mmol/L；升高值大于3.64mmol/L。

（3）以血中三酰甘油水平衡量，其理想值低于1.70mmol/L；升高值大于1.70mmol/L。

什么是高脂血症

高脂血症又称血脂异常，是指各种原因导致的血浆中一种或几种脂质高于正常，常表现为胆固醇和/或三酰甘油水平升高的一类疾病。

根据中华医学会心血管病学会的"高脂血症防治建议"：凡是总

胆固醇大于 5.72mmol/L 和（或）三酰甘油大于 1.70mmol/L 和（或）高密度脂蛋白小于 0.9mmol/L 和（或）低密度脂蛋白大于 6.4mmol/L 者，可诊断为高脂血症。

高脂血症本身没有症状，但具有以下情况者应尽早检查血脂：①特定人群：中老年人、绝经后妇女、长期吸烟酗酒者；②有下列疾病者：高血压、肥胖、冠心病、脑卒中、糖尿病、皮肤黄色瘤、肾脏疾病；③有高血脂家族史；④长期高糖饮食史。应根据血脂水平全面评价后再决定治疗措施（饮食治疗和生活方式调节，调脂药物的选择及使用），以达到血脂治疗的目标水平。

长期调脂治疗可以减少冠心病、心绞痛、心肌梗死、脑卒中的发生率和病死率，减少糖尿病患者的致残率和早死率。血脂增高是一个缓慢的过程，而血脂的调整及降低，消除血脂升高带来的不良影响也需一个持续作用的过程。因此，高脂血症患者应根据自身的情况，选择适合自身的调脂疗法。

小贴士 Xiao Tie Shi

　　所有脂蛋白都含有脂质，因此只要脂蛋白过量（高脂蛋白血症），就会引起血脂水平升高（高脂血症）。高脂蛋白血症与高脂血症看上去是两个不同的概念，但是由于血脂在血液中是以脂蛋白的形式进行运转的，因此高脂蛋白血症实际上也可认为是高脂血症，只是两种不同的提法而已。

高脂血症有哪些危害

随着生活水平的提高，人们的饮食结构发生了很大变化，人们在日常生活中大量食用含有高脂蛋白、高糖和高盐的食品，加上体力劳动与运动减少，导致高脂血症的患病率逐年升高。临床已普遍将高血压病、高脂血症、冠心病、糖尿病、脂肪肝、肥胖症等统称为"富贵病"。

血脂过高，可在血管壁上沉积，逐渐形成动脉粥样硬化斑块，"斑块"增多、增大可使血管管径变狭窄，堵塞血管或使血管内血栓形成致使血管破裂出血。这种情况可引起冠心病、心肌梗死、脑梗死及脑出血等。

另外，高脂血症还与高血压病、脂肪肝、胆石症、糖尿病、肾脏疾病、甲状腺功能减少等疾病关系密切。

据世界卫生组织统计，全世界每年大约有 1500 万人死于心脑血管疾病，心脑血管疾病病死率已占各种疾病总病死率的 50%。高脂血症导致的心脑血管疾病是人类高患病率、高致残率、高死亡率的"隐形杀手"。

我国现有 1 亿多的高脂血症患者中，虽然 75% 的患者无明显临床症状，具有一定的隐蔽性，但随时都有发病的可能，因此防治高脂血症的意义重大。

高脂血症会促发心脑血管病

高脂血症可引起血管内皮细胞损伤和脱落，从而引起动脉粥样硬化，大量的动物实验研究也证实，高脂肪、高胆固醇食物喂养的动物会导致主动脉壁、冠状动脉壁出现严重的粥样硬化病变。

临床试验发现，许多高血压病患者常常并发高脂血症，表现为胆固醇和三酰甘油含量较正常人明显增高，而高密度脂蛋白明显降低。高血压患者的血清脂质和脂蛋白代谢紊乱与动脉粥样硬化的发生、发展有密切的关系。高血压和高脂血症都属冠心病的主要易患因素，而且当高血压病与高脂血症两者同时并存时，冠心病的患病率远远比仅存一项者为高。

冠心病是我国城市居民致死的主要原因之一。虽然冠心病的致病因素众多，但高脂血症是导致冠心病的重要原因。所以，有人把高脂血症称为导致冠心病的"凶手"。

脑卒中俗称中风，为脑血管病，其发病突然，病情凶险，为老年人致死的常见疾病。实验研究与临床观察均已证实，脑卒中的发生与高脂血症的关系十分密切，脑血栓患者血浆高密度脂蛋白水平下降是脑血栓形成的重要因素之一。国内外研究还发现，脂蛋白可促进动脉壁胆固醇的沉积，对动脉粥样硬化病变的发展有促进作用。

高脂血症与多种富贵病密切相关

脂肪肝　脂肪肝尤其多见于高脂肪、高糖饮食的高脂血症患者。这是因为经常食用高脂肪食物可以使进入肝脏的脂肪和脂肪酸过多，如果超过肝脏的输出，脂肪即可沉积于肝细胞内；而高糖饮食的人，从肠道吸收过多的糖可在体内转变为脂肪。如果一个人既常吃高脂肪饮食又常吃高糖饮食，那么便更容易患上脂肪肝。

糖尿病　2 型糖尿病患者由于周围组织胰岛素受体的敏感性降低和数量减少，发生胰岛素抵抗，血清胰岛素水平增高，但由于脂肪细胞膜上受体不敏感，对脂肪分解作用的抑制减弱，游离脂肪酸生成增多，进入肝脏转化为三酰甘油增多。而胰岛素能促进脂肪合成，导致血中三酰甘油增多。

1 型糖尿病患者胰岛素绝对缺乏，导致脂肪分解加速，游离脂肪酸进入肝脏生成三酰甘油和酮体；毛细血管壁脂蛋白脂酶活性降低，以致乳糜微粒及极低密度脂蛋白分解减弱而在血中浓度增高。

肥胖症　肥胖症患者的机体组织对游离脂肪酸的动员和利用减少，血中的游离脂肪酸积聚，血脂容量增高。肥胖症患者空腹及餐后血浆胰岛素浓度常增高，约比正常人高 1 倍，而胰岛素有促进脂肪合成、抑制脂肪分解的作用，故肥胖者常出现高脂血症，血中三酰甘油水平升高。如肥胖症患者进食过多的糖类，则血浆三酰甘油水平增高更为明显。此外，肥胖者餐后血浆乳糜微粒澄清时间延长，血中胆固醇也可升高。三酰甘油和胆固醇升高与肥胖程度成正比，形成的高脂血症易诱发动脉粥样硬化、冠心病、胆石症和痛风等疾病。

肾病综合征 肾病综合征患者发生高脂血症的作用机制尚不清楚。但肾病综合征患者往往排出大量尿蛋白以致血浆蛋白降低，低蛋白血症可代偿性地使蛋白质特别是脂蛋白（如极低密度脂蛋白）的合成加速，后者又可转化为低密度脂蛋白，因而低密度脂蛋白增多，这可能是形成高脂血症的原因。大多数肾病综合征患者血浆脂类增加，甚至空腹时血浆可呈乳状。虽然血中多种脂类都可升高，但中性脂增加最多，胆固醇和三酰甘油均增多，其程度与血浆清蛋白下降呈负相关。肾病综合征的高脂血症持续过久可出现动脉粥样硬化、血栓形成和栓塞。

此外，高脂血症还可导致高黏滞血症、胆石症、胰腺炎、眼底出血、高尿酸血症、皮肤黄色瘤等多种疾病。

西医对高脂血症病因的认识

西医学认为，高脂血症可分为原发性高脂血症和继发性高脂血症两大类。继发性者由一些全身性疾病引起血脂异常，如糖尿病、甲状腺功能减退症、肾病等。在排除继发性后，可诊断为原发性。原发性高脂血症是指脂质和脂蛋白代谢先天性缺陷（家族性）及某些环境因素，通过各种机制所引起的。这些环境因素包括饮食和药物等。

● **遗传因素** 遗传可通过多种机制引起高脂血症。某些可能发生在细胞水平上，主要表现为细胞表面脂蛋白受体缺陷以及细胞内某些酶的缺陷（如脂蛋白酶的缺陷或缺乏），也可发生在脂蛋白或载脂蛋白的分子上，多由于基因缺陷引起。

● **高胆固醇饮食** 摄入胆固醇量过多可升高血胆固醇，其机制与

高脂血症 合理用药与食疗
GAOZHIXUEZHENGHELIYONGYAOYUSHILIAO

胆固醇含量增加和低密度脂蛋白受体合成减少有关。

● **摄入过多糖类食物**　大量摄入甜食、糖果、主食，可诱发血清三酰甘油水平升高。

● **饮酒**　经常性饮酒对血清三酰甘油水平有明显影响。酒精可增加体内脂质的合成，降低脂蛋白脂酶的活性，引起高三酰甘油血症。

● **吸烟**　吸烟可升高血清三酰甘油水平。

● **久坐少动**　习惯于静坐或从事办公室工作的人群，其血清三酰甘油浓度比经常参加体力活动及体育锻炼的人群要高。

● **使用能升高血脂的药物**　临床上有些药物能使血脂升高，应予以重视，如双氢克尿噻、心得安、乙胺碘呋酮、孕激素、糖皮质激素、苯妥英钠、氯丙嗪、干扰素、左旋多巴等。

❀ 高脂血症的分型及临床表现

（1）**Ⅰ型高脂蛋白血症**　也称高乳糜微粒血症，是一种极其罕见的疾病，属于遗传性疾病。

（2）**Ⅱ型高脂蛋白血症**　又称高β-脂蛋白血症或家族性高胆固醇血症，是显性遗传性疾病，本型比较多见。其主要临床表现是：①黄色瘤，可发生于眼睑部，表现为眼周围的一种黄色斑，称为眼睑黄色瘤。也可发生于肌健，例如在手肘、跟肌腱处呈丘状隆起，称为肌腱黄色瘤；此外，还可见皮下结节状黄色瘤，好发于皮肤易受压迫处，如膝、肘关节的伸侧和臂部，有时也见于手指和手掌的褶皱处。②早发动脉粥样硬化，约60%以上的病例中40岁以前即有心绞痛等动脉粥样硬化的表现，甚至有报告在幼儿时期即已发生心肌梗死者。③脂性角膜弓，常在40岁以前，眼角膜上即可出现典型的老年环，形如鸽子的眼睛。

本型在临床上除家族性者外，更多的还是由于其他原因，包括饮食不当所引起。因此，相当多的患者临床表现并不典型，对治疗反应也比较理想。

(3) Ⅲ型高脂蛋白血症 又称"阔 β"型高脂蛋白血症，常为家族性，是隐性遗传性疾病。患者常在 30~40 岁时出现扁平黄色瘤（为橙黄色的脂质沉着），常发生于手掌部的结节性疹状黄色瘤和肌腱黄色瘤。早发动脉粥样硬化和周围血管病变，常伴肥胖和血尿酸增高，约 40%患者可有异常的糖耐量变化。

(4) Ⅳ高脂蛋白血症 又称高前 β-脂蛋白血症。在临床上非常多见，常于 20 岁以后发病，可为家族性，呈显性遗传，但更多的还是属于后天所引起的。本型的特点是内源性三酰甘油含量增高。典型的临床表现为肌腱黄色瘤、皮下结节状黄色瘤、皮疹样黄色瘤及眼睑黄色瘤；进展迅速的动脉粥样硬化；可伴胰腺炎、血尿酸增高，多数患者伴糖耐量异常。

(5) Ⅴ型高脂蛋白血症 系Ⅰ型和Ⅳ型的混合型，即高乳糜微粒和高前 β-脂蛋白血症，可同时兼有两型的特征。最常继发于急性代谢紊乱，如糖尿病酮性酸中毒、胰腺炎和肾病综合征等，但也可为遗传性。患者常于 20 岁以后发病，以肝脾肿大、腹痛伴胰腺炎发作为主要临床表现。患者对饮食和内源性三酰甘油耐受不良，且常具有异常的糖耐量变化和高尿酸血症。

小贴士 *Xiao Tie Shi*

眼睑黄色瘤多见于老年妇女，好发于上下睑内眦部的皮肤上，双侧对称呈蝶样分布，色黄，微隆起，与正常皮肤之间有鲜明分界，黄色瘤实际上不是真正肿瘤，而是类脂样物质在皮肤组织中的沉积，可能与高血脂症有关，但多数情况下找不到确切的原因。为了美观可做手术切除，但有可能复发。

如何诊断高脂血症

询问病史 包括有无引起继发性高脂血症的相关疾病，个人生活、饮食习惯，引起高脂血症的药物应用史和家族史。有早年发生冠心病家族史者应注意遗传性疾病。

体格检查 注意有无黄色瘤、角膜环和高脂血症眼底改变。

实验室检查 血脂异常的血液生化检查一般包括血脂和脂蛋白检查。

● **血脂** 包括总胆固醇（TC）和三酰甘油（TG），可随年龄增长而升高，男性在 60 岁、女性在 70 岁达到最高峰。女性 TC 略高于男性，尤其在月经期、妊娠期和绝经期较平时为高。TC 的合适范围为 < 5.20mmol/L（200mg/dL），边缘升高为 5.23~5.69mmol/L（201~219mg/dL），> 5.72mmol/L（220mg/dL）为升高。TG 的合适范围为 < 1.70mmol/L（150mg/dL），升高为 > 1.70mmol/L（150mg/dL）。

● **脂蛋白** 一般于禁食 12~14 小时后抽血，然后做生化检查。高密度脂蛋白胆固醇（HDL-C）的合适范围为 > 1.04mmol/L（40mg/dL），减低为 < 0.91mmol/L（35mg/dL）；低密度脂蛋白胆固醇（LDL-C）的合适范围为 < 3.12mmol/L（120mg/dL），边缘升高为 3.15~3.61mmol/L（121~139mg/dL），升高为 > 3.64mmol/L（140mg/dL）。

当患者拿到血脂检验报告，发现有胆固醇、三酰甘油、低密度脂蛋白、载脂蛋白 B 等升高，而高密度脂蛋白和载脂蛋白 A 降低，则提示存在动脉粥样硬化、冠心病的高危易患因素，应该到医院进一步检查和治疗。当然，一定量的脂质是维持机体正常功能的必需物质，所以上述各项指标如过低也是不正常的表现。

血脂检查前后应注意以下几点：在抽血前的最后一餐中，忌食高脂肪食物和饮酒，空腹 12 小时。如果总胆固醇、三酰甘油高于正常水平，高密度脂蛋白低 0.9mmol/L 则可认为高脂血症。为了进一步了解血脂生物节律的差异，应在 1~8 周内复查，如结果仍为异常，即可确诊。

中医对高脂血症病因的认识

中医学认为，膏脂虽为人体的营养物质，但过多则形成高脂血症为患。凡导致人体摄入膏脂过多，以及膏脂转输、利用、排泄失常的因素均可致高脂血症。其病因有以下几点。

● **饮食失当** 饮食不节，摄食过度，或恣食肥甘厚味，过多膏脂随饮食进入人体，输布、转化不及，滞留血中，因而血脂升高。长期饮食失当或酗酒过度，损及脾胃，健运失司，致使饮食不归正化，不能化精微以营养全身，反而变生脂浊，混入血中，引起血脂升高。前者为实证，后者为虚中夹实证。

● **喜静少动** 生性喜静，贪睡少动，或因职业工作所限，终日伏案，多坐少走，人体气机失于疏畅，气郁则津液输布不利，膏脂转化利用不及，以致于生多用少，沉积体内，浸淫血中，引起血脂升高。

● **情志刺激** 思虑伤脾，脾失健运，或郁怒伤肝，肝失条达，气机不畅，膏脂运化、输布失常，导致血脂升高。

● **年老体衰** 年老则五脏六腑皆衰，尤以肾衰为主。肾主五液，肾虚则津液失其主宰；脾主运化，脾虚则饮食不归正化；肝主疏泄，肝弱则津液输布不利，三者皆使膏脂代谢失常，引起血脂升高。若房劳过度，辛劳忧愁，也可使人未老而先衰。

● **体质禀赋** 父母肥胖，自幼多脂，成年以后，形体更加丰腴，而阳气常多不足，津液膏脂输化迟缓，血中膏脂过多，或素体阴虚阳亢，脂化为膏，溶入血中，血脂升高。

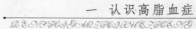

● **消渴、水肿、胁痛、黄疸、癥积等证不愈** 消渴（糖尿病）基本病机属阴虚燥热，由于虚火内扰，胃热偏盛，患者常多饮多食，但饮食精微不能变脂而储藏，人体之脂反尽溶为膏，混入血中，导致血脂升高。水肿日久，损及脾肾，肾虚不能主液，脾虚失于健运，以致膏脂代谢失常。胁痛、黄疸、癥积三者皆属肝、胆之病，肝病气机失于疏泄，影响膏脂的输布、转化，胆病不能净浊化脂，引起血脂升高。

高脂血症的中医辨证分型

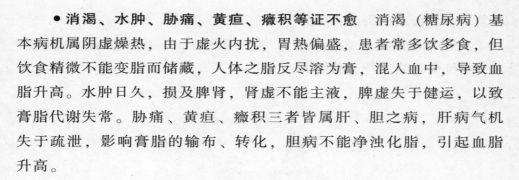

高脂血症属于中医"痰湿"、"血瘀"范畴。中医学认为，本病乃痰饮、湿浊、瘀血停滞体内而致，其形成与脾、肾、肝、心等脏器关系密切。多因脾肾亏虚，水湿不运，浊邪内阻，聚而生痰；或嗜食肥甘，致痰浊内生；或情志化火，灼津为痰；或肝郁气滞，血脉不畅，瘀血内生。笔者在长期中医临床工作中，潜心对高脂血症的辨证分型与论治规律进行了临床研究，认为分为以下 6 型较为妥当。

● **脾虚湿盛型** 症见面色淡黄，体型丰满，四肢倦怠，头身沉重，眼睑虚浮，或下肢浮肿，腹胀食少，咳嗽有痰，大便溏，舌质淡，苔白腻或白滑，脉滑。

● **湿热内蕴型** 症见面色无华，烦渴口干，渴而不欲饮，或饮下不适，脘腹痞闷，腹大水肿，身体困重，便干或便溏而有恶臭，舌红苔黄腻，脉濡数或滑数。

● **肝火炽盛型** 症见面红目赤，口苦烦燥，胸胁胀满，小便黄赤，大便干燥，舌红苔黄，脉弦数。

● **阴虚阳亢型** 症见头晕目眩，耳鸣，失眠多梦，肢体麻木，口渴，舌红苔黄，脉弦。

● **气血瘀滞型** 症见胸闷气短，或见心前区疼痛，胸闷不舒，舌质紫暗，有瘀点或瘀斑，脉弦。

● **肝肾阴虚型** 症见眩晕耳鸣，消瘦口干，腰膝酸软，肢体麻木，舌红少苔或无苔，脉细弱。

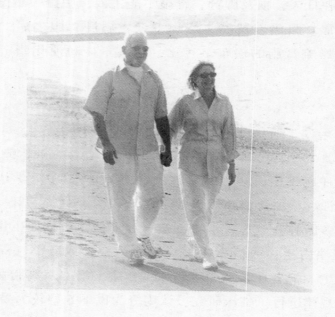

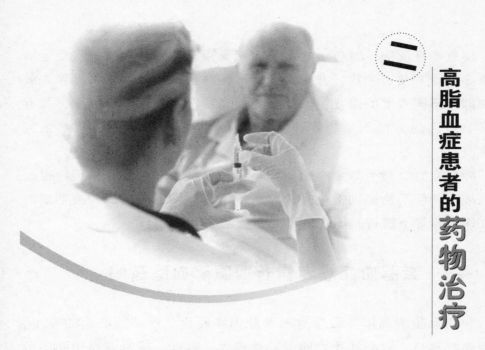

二 高脂血症患者的**药物治疗**

药物治疗高脂血症的原则

目前，还没有一种药物治疗高脂血症能一劳永逸、药到病除。临床上多数调脂药物需要维持一定剂量、长期服用才能起到保持降脂的效果，而在长期服药过程中又不可避免地会带来许多明显的不良反应。因此，药物治疗应当遵循以下原则。

对症用药　在医生指导下选择合适的药物，根据高脂血症的病因及类别，选择疗效高、不良反应小、适应证明确的药物。

联合用药　对于严重的高脂血症患者单用一种调脂药无效时，应考虑联合用药，并注意不同药物之间的相互作用问题。

积极治疗原发病　继发性高脂血症，在调脂的同时，应注意治疗引发血脂异常的原发病，才能标本兼治。

服药的同时坚持饮食疗法和运动疗法　运动、饮食和药物疗法，是高脂血症治疗的"三部曲"，缺一不可，只有互相配合，才能起到好的疗效。

注意不良反应 服药 1~3 个月应做血脂、肝肾功能检查，稳定后可每 3~6 个月复查一次，并视血脂水平调整药物剂量。中、老年人脏器功能有不同程度的退化，因此，更应当注意药物的不良反应，如有异常，应考虑减低剂量或停药，并对异常指标追踪观察，直到恢复正常。

降血脂宜打持久战 高脂血症是一种慢性疾病，因此，治疗也是持久战。调脂药物原则上应当长期维持治疗，调整药物品种或剂量时应在医生指导下进行，不宜自行调整药物。

高脂血症患者需长期服降血脂药吗

长期血脂增高可导致全身的动脉粥样硬化，促使冠心病的发生，血胆固醇越高，冠心病死亡的危险性越大。因此，应降低血中胆固醇水平，尽量把它控制在正常的范围内。

在治疗方面，主要强调饮食治疗，药物治疗只是饮食治疗的补充，而不是替代。而是否需要长期服降血脂药，应视具体情况而定。

尚无冠心病症状的高脂血症患者，首先要长期控制饮食，每月复查血脂一次，如果能达到正常范围，坚持饮食控制即可，不必服药。如正规控制饮食后，仍未达到降低血脂的目的，则需进行药物治疗，但由于药物有一定的不良反应，故应在医生的指导和监督下长期服用。当血脂调节到理想水平，应适当减少用药剂量，以长期小量维持治疗，而不应立即停药。这是因为血脂异常除有外界原因，如饮食、运动等，还有自身代谢、遗传等原因，它们在体内长期影响着血脂水平。

对于高脂血症的治疗正如高血压病、糖尿病的治疗一样，目前还需长期服药，有的人甚至需终身服药。任何一种调脂药物，都没有"一劳永逸"的效果，一旦停药，血脂往往又反弹至治疗前水平。而长期坚持服药，近期可以看到的是血脂指标的改善，而远期受益的将

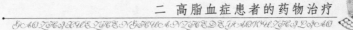
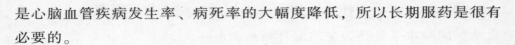

是心脑血管疾病发生率、病死率的大幅度降低，所以长期服药是很有
必要的。

治疗高脂血症的药物种类

调节脂质代谢的药物品种繁多，但就其作用机制而言，不外乎干
扰脂质代谢过程中的某一个或几个环节，比如减少脂类的吸收或者加
速其分解及排泄，抑制肝内合成脂蛋白或者阻止脂蛋白进入血液，促
进脂蛋白从血中清除等，从而达到降低、调整血脂的目的。

目前治疗高脂血症的药物分为以降三酰甘油为主的药物和以降胆
固醇为主的药物。

降脂机制	药　物
以降三酰甘油为主	烟酸类：烟酸、烟酸肌醇酯、阿西莫司、烟胺羟丙茶碱； 安妥明类：氯贝特、利贝特、氯贝酸铝、双贝特、益多酯、苯扎贝特、非诺贝特、吉非贝齐
以降胆固醇为主	胆酸螯合剂：考来烯胺、考来替泊、地维烯胺； HMG-CoA 还原酶抑制剂：洛伐他汀、普伐他汀、辛伐他汀、阿伐他汀、氟伐他汀

注：三羟基三甲基戊二酸单酰辅酶 A 简写为 HMG-CoA。

HMG-CoA 还原酶抑制剂能调节血脂

HMG-CoA 还原酶抑制剂他汀类是一组新的降脂药，有洛伐他汀、
美伐他汀、氟伐他汀及辛伐他汀等。

调脂机制　HMG-CoA 还原酶是人体内胆固醇生物合成的限速酶。
其活性降低，将导致胆固醇在体内合成减少，从而起到降低胆固醇作
用。另外，还发现服本类药物后，血清高密度脂蛋白-胆固醇水平轻
度升高。

适应证 除家族性高胆固醇血症外的任何类型高胆固醇血症和以血清胆固醇水平升高为主的混合型高脂血症。

用法用量

药　　物	用　　法
洛伐他汀（乐瓦停、洛之达、洛特、罗华宁）	每日 20 毫克，最大剂量每日 80 毫克
普伐他汀（帕瓦停、替拉固、美百乐镇）	每日 20 毫克，最大剂量每日 40 毫克
辛伐他汀	每日 10 毫克，最大剂量每日 40 毫克
阿伐他汀	每日 10 毫克，最大剂量每日 80 毫克
氟伐他汀	每日 20 毫克，最大剂量每日 80 毫克

不良反应 转氨酶、肌酸激酶、碱性磷酸酶水平轻度升高，少数患者服药后出现胃肠功能紊乱、恶心、失眠、皮疹，偶见红斑狼疮、肌肉触痛、白内障。与烟酸、吉非贝齐、环孢素、雷公藤及环磷酰胺合用可引起横纹肌溶解症及肝肾功能损害。在使用他汀类降脂药时应高度重视可能出现的严重不良反应。

临床应用 因本类药降胆固醇的疗效呈剂量依赖性，除可明显降低血清胆固醇、低密度脂蛋白-胆固醇水平，也有一定降低血清三酰甘油的作用。降胆固醇作用美伐他汀和氟伐他汀较弱，洛伐他汀与普伐他汀相似，辛伐他汀疗效最好。但另有研究表明，阿伐他汀疗效似乎比其他已知的本类药物作用都强。临床应用最广的是洛伐他汀，如国产的洛之达、洛特、罗华宁。中药血脂康，其降脂的主要成分也是洛伐他汀。据国外报道，与其他 HMG-CoA 还原酶抑制剂不同，氟伐他汀能明显降低血清脂蛋白 A。

注意事项 ①严格遵医嘱服药，不可自行随意更改药物和剂量；②长期坚持不可中断，才能稳定调脂疗效，防治冠心病等心脑血管疾患；③初次服药 1~3 个月内复查血脂和肝、肾功能等，长期治疗过程中也应定期检查以上项目，以便及时调整剂量，纠正不良反应；④同时坚持饮食治疗，培养良好的生活习惯；⑤这些药物都有一些不良反应，如引起恶心、厌食、转氨酶升高、肌肉疼痛等，所以服药前请详

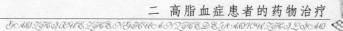

细阅读说明书，如出现不良反应及时就医加以纠正，包括减量服药与停药。

胆酸螯合剂能调节血脂

目前临床应用的本类药物有考来烯胺、考来替泊及地维烯胺。

调脂机制 阻止胆酸或胆固醇从肠道吸收，促进胆酸或胆固醇随粪便排出，促进胆固醇的降解，从而起到降低血清胆固醇的作用。

适应证 除家族性高胆固醇血症以外的任何类型的高胆固醇血症。对高三酰甘油血症无效。对血清胆固醇与三酰甘油都升高的混合型高脂血症须与其他类型的降血脂药合用才奏效。

用法用量

药 物	用 法
考来烯胺(消胆胺、胆苯烯胺)	每次 4~8 克,每日 1~3 次
考来替泊(降胆宁)	每次 10~20 克,每日 1~2 次
地维烯胺	每次 3~6 克,每日 1~2 次

不良反应 较常见的有便秘，还有恶心、嗳气、腹部胀满、胃部灼热感，但随时间延长可消失；干扰脂溶性维生素与其他许多药物的吸收，如叶酸、地高辛、华法林、普罗布考、贝特类、他汀类等。因此，在给予其他药时，应在服本类药 4~6 小时后服用。

临床应用 考来替泊药效及不良反应基本与考来烯胺相似，但价格较便宜。地维烯胺临床应用不如以上两药广泛。近年由于 HMG-CoA 还原酶抑制剂显示出比此类药物更强的降脂作用，故已不再将此类药物作为降胆固醇的一线药物。

烟酸类药物能调节血脂

烟酸属水溶性 B 族维生素，当用量超过作为维生素作用的剂量时，就有明显降脂作用，是治疗高脂血症最便宜的药物。

调脂机制 可有效地降低胆固醇、三酰甘油及低密度脂蛋白，有升高高密度脂蛋白–胆固醇作用。

适应证 除家族性高胆固醇血症及 I 型高脂蛋白血症以外的任何类型的高脂血症。

用法用量 每次 1~2 克，每日 3 次。为减少服药反应，开始服药的 3~7 日内，可每次服 0.1~1.5 克，每日 4 次，以后酌情渐增至每次 1~2 克，每日 3 次。

不良反应 面红、皮肤瘙痒、食欲不振、恶心、胃肠胀气、腹痛和腹泻。偶见有高尿酸血症及急性痛风、轻度糖耐量减低等。若长期大量服用，应定期检查肝功能。消化道溃疡者禁用。

烟酸的衍生物有阿西莫司、烟酸肌醇酯和烟胺羟丙茶碱等。

● 阿西莫司 又名氧甲吡嗪、乐脂平。每次 0.25 克，每日 3 次，2 个月为 1 个疗程。不良反应轻微，尤其适用于血清三酰甘油水平明显升高、高密度脂蛋白–胆固醇水平明显低下，而胆固醇水平轻度上升或正常的糖尿病患者。

● 烟酸肌醇酯 口服吸收后水解成烟酸和肌醇，然后发挥作用。它能缓和与持久地扩张外周血管，改善脂质代谢，并有溶解纤维蛋白、溶解血栓和抗凝血作用。肌醇尚有抗脂肪肝的作用。用法为口服，每次 0.2~0.5 克，每日 3 次。

● 烟胺羟丙茶碱 又名烟酸占替诺、利邦芬特。饭后口服，每次 150 毫克，每日 3 次。

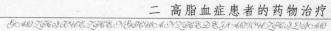

 ## 贝特类药物能调节血脂

这类药物有氯贝特和近年发现的氯贝特衍生物如利贝特、氯贝酸铝、双贝特、益多酯、非诺贝特、吉非贝齐及苯扎贝特等。

调脂机制 使血中极低密度脂蛋白、三酰甘油、低密度脂蛋白-胆固醇及胆固醇的含量减少。另外，它还可通过抑制肝细胞对胆固醇的合成及增加胆固醇从肠道的排泄，使血中胆固醇含量减少。

用法用量

药　　物	用　　法
氯贝特(氯贝丁酯、安妥明、冠心平)	每次 0.25~0.5 克，每日 3 次
利贝特(新安妥明)	每次 50 毫克，每日 3 次
氯贝酸铝	每次 0.5 克，每日 3 次
双贝特	每次 0.5 克，每日 3 次
益多酯(特调脂、洛尼特)	每次 0.25 克，每日 2~3 次
苯扎贝特(必降脂)	每次 0.2 克，每日 3 次
非诺见特(力平脂、普鲁脂芬、适泰宁)	每次 0.1 克，每日 3 次
吉非贝齐(吉非罗齐、诺衡)	每次 0.2 克，每日 3 次

不良反应 少数患者可有恶心、腹胀和腹泻等胃肠道症状，长期服药可见一过性转氨酶升高，故肝、肾功能不良者慎用。孕妇、哺乳期妇女及有生育可能的妇女应忌用此药。另外，氯贝特能增强华法林等抗凝药的作用，同时服用抗凝药时，应注意调整剂量。

临床应用 氯贝特适用于除Ⅰ型高脂蛋白血症及家族性高胆固醇血症以外的任何类型高脂血症。实际上，该药对高三酰甘油血症及对以三酰甘油增高为主的混合型高脂血症更有效。氯贝特作为贝特类药的第一代，降脂作用弱，不良反应强，近年来已不常用。第二代产品吉非贝齐、益多酯和苯扎贝特等，适应证与氯贝特相同，不良反应相似，但降脂作用更明显。益多酯不良反应明显小于氯贝特及苯扎贝特和吉非罗齐，而吉非罗齐主要适用于Ⅲ型高脂血症。非诺贝特为第三代苯氧醋酸类降脂药，已成为国外治疗高脂血症首选药。

不饱和脂肪酸类药物能调节血脂

不饱和脂肪酸制剂临床常用的有月见草油及海鱼油。月见草油属亚油酸和亚麻酸制剂，而海鱼油为 ω-3 脂肪酸。ω-3 脂肪酸主要为二十碳五烯酸和二十二碳六烯酸，以海鱼油中含量最为丰富。

适应证　高胆固醇血症、高三酰甘油血症及混合型高脂血症。

用法用量

- 月见草油胶丸：口服，每次 1.5~2.0 克，每日 2 次。
- 多烯康胶丸：口服，每次 1.8 克，每次 3 次。
- 脉乐康：口服，每次 0.45~0.9 克，每日 3 次。
- 鱼油烯康：每粒 0.25 克，口服，每次 4 粒，每日 3 次。

不良反应　海鱼油制剂常见不良反应为鱼腥味所致的恶心。游离脂肪酸型海鱼油制剂，长期服用易发生胃肠道出血，有出血倾向的患者忌用海鱼油制剂。

临床应用　海鱼油制剂降三酰甘油的作用要强于降胆固醇，而亚油酸制剂和多烯康均能降低血中三酰甘油和胆固醇，但以降低胆固醇为主。另外，它还能扩张冠状动脉，减少血栓形成，延缓动脉粥样硬化的进程，减低冠心病的发病率。

具有调节血脂作用的其他药物

除了以上药物外，具有调节血脂作用的药物，还有普罗布考、泛硫乙胺、弹性酶等。

◆普罗布考　属有效抗氧化剂，具有中等强度降低总胆固醇作用，可抑制动脉粥样硬化斑块的形成。主要作为降血胆固醇及抗动脉粥样硬化药应用于临床，是一种很强的抗氧化剂。

调脂机制　减少肠道对胆固醇的吸收，抑制体内胆固醇的合成，使胆固醇水平降低。升高血浆高密度脂蛋白水平，以利胆固醇从病变动脉壁上清除。

适应证　高胆固醇血症和高低密度脂蛋白–胆固醇血症。

用法用量　口服，每次 0.5 克，每日 3 次。

不良反应　少数患者有消化道反应及头痛。严重不良反应是心电图 Q–T 间期延长，有室性心律失常及 Q–T 间期延长者忌用。

临床应用　普罗布考具有以下作用特点。①对于原发性 Ⅱ 型高脂蛋白血症患者、家族性高胆固醇血症及非家族性高胆固醇血症患者，均可显著地降低总胆固醇及低密度脂蛋白–胆固醇水平，其强度略弱于胆汁酸结合树脂类和 HMG–CoA 还原酶抑制剂类，但与它们联合用药则优于任何单独用药。对继发于肾病综合征或糖尿病的患者也有效。②抗主动脉及冠状动脉粥样硬化和抗经皮冠状动脉腔内成形术（PTCA）再狭窄作用明显强于洛伐他汀、普伐他汀和考来烯胺等。

◆泛硫乙胺　泛硫乙胺的分子结构是辅酶 A 的组成部分。

调脂机制　促进血脂的正常代谢，加速脂肪酸的氧化，抑制血小板聚集，能明显降低血浆中的胆固醇和三酰甘油，还能防止胆固醇在血管壁上的沉积。

适应证　高胆固醇血症、高三酰甘油血症及混合型高脂血症、合并糖尿病的高脂血症。

用法用量　口服，每次 0.2 克，每日 3 次。

不良反应　可有轻微腹泻、食欲不振、腹胀等反应。

◆弹性酶　弹性酶是由胰脏提取或由微生物发酵产生的一种易溶解的弹性蛋白酶。

调脂机制　阻止胆固醇的合成，促进胆固醇转化成胆酸，从而使血清胆固醇水平下降。

适应证　Ⅱ 型和 Ⅳ 型高脂血症，尤其是 Ⅳ 型高脂血症，以及脂肪肝的防治。

用法用量 口服，每次 10~20 毫克，每日 3 次；或肌内注射，每次 15 毫克，每日 1 次。

不良反应 无明显不良反应。

高脂血症应怎样选用药物治疗

● **以降低胆固醇为主** 轻、中度胆固醇升高时，可以选用低剂量 HMG-CoA 还原酶抑制剂，也可选用弹性酶、泛硫乙胺、烟酸类、非诺贝特及吉非贝齐。严重的高胆固醇血症，如杂合子家族性高胆固醇血症或继发于肾病综合征的严重的高胆固醇血症选用胆酸螯合剂、HMG-CoA 还原酶抑制剂，或两类药物联用；非继发于糖尿病者也可用烟酸，或烟酸与胆酸螯合剂联用；家族性高胆固醇血症可首选普罗布考。

● **以降低三酰甘油为主** 高三酰甘油血症患者可选用贝特类、烟酸类或海鱼油制剂；继发于糖尿病患者，可选阿西莫司、非诺贝特及苯扎贝特；伴有血凝倾向患者可选非诺贝特及苯扎贝特。

● **混合型** 混合型高脂血症以胆固醇增高为主者，选用 HMG-CoA 还原酶抑制剂等；以三酰甘油增高为主者，选用贝特类、烟酸类及泛硫乙胺。

低高密度脂蛋白血症的药物治疗

孤立性低 HDL-C 血症的治疗目前尚无定论，有待进一步临床研究，临床常见的是伴低 HDL-C 血症。

低 HDL-C 血症常见于肥胖、吸烟、缺乏运动的人，因此，对于 HDL-C 水平降低者，应强调以公共卫生措施为主的一线治疗，即锻炼身体、戒烟、减肥。运动锻炼可以有效地提高血清 HDL-C 水平。其次应治疗引起 HDL-C 水平降低的原发疾病，如肾病综合征、糖尿病等。

常用调节血脂药物中，烟酸升高 HDL-C 的效果较为明显，另外，大多数贝特类药物也有升高 HDL-C 作用。当冠心病患者 LDL-C 水平增高伴低 HDL-C 血症，需采用降脂治疗时，应该选用能升高 HDL-C 的药物，例如烟酸。如果患者不能耐受烟酸的不良反应，还可以选用他汀类药物，这类药物有轻度升高 HDL-C 的作用。高三酰甘油血症伴低 HDL-C 血症需要治疗时，也应首选烟酸。孤立性低 HDL-C 血症伴高血压存在时，不宜选用能降低 HDL-C 的药物，如 β 受体阻滞剂，而应改用不影响 HDL-C 水平的药物，如血管紧张素转换酶抑制剂、长效钙拮抗剂。

当仅有孤立性低 HDL-C 血症而无其他血清脂质异常时，不推荐使用升高 HDL-C 的药物作为冠心病的一级预防。

糖尿病伴高脂血症患者如何选择调脂药物

胰岛素依赖型糖尿病（IDDM，1 型）和非胰岛素依赖型糖尿病（NIDDM，2 型）都是冠心病的危险因素。男性糖尿病患者患冠心病的可能性较非糖尿病患者增加 3 倍，而女性可能增加更多。糖尿病患者血清脂质代谢障碍的特点是血清三酰甘油水平升高和 HDL-C 水平降低，而总胆固醇和 LDL-C 水平正常或轻度升高。

糖尿病和高脂血症均增加了冠心病的危险性，因此对糖尿病和高脂血症均应加强治疗。对所有糖尿病患者，应降低 LDL-C 至 <3.4mmol/L 的水平；对于有明确冠心病的患者，应降低 LDL-C 至 <2.6mmol/L 的水平。

胆酸螯合剂如考来烯胺和考来替泊，虽然可以降低糖尿病患者血清 LDL-C 水平，却会升高血清三酰甘油水平，故不宜选用这类药物。

此外，由于烟酸可以使糖耐量恶化，不利于糖尿病的控制，也不宜选用。而烟酸的衍生物阿西莫司可以降低血清三酰甘油和胆固醇水平，升高血清 HDL-C 水平，并可以改善糖耐量，可用于糖尿病伴高脂血症患者的治疗。

当糖尿病合并血清总胆固醇水平升高，而血清三酰甘油水平正常或临界增加时，可以选用他汀类降脂药物如普伐他汀、辛伐他汀。他汀类降脂药物除了可以明显降低糖尿病患者血清 LDL-C 水平和中等度降低极 LDL-C、三酰甘油水平外，还有中等度升高 HDL-C 的作用。

❋ 高血压病伴高脂血症患者如何选择调脂药物

高胆固醇血症和高血压病，常常是相互伴发的两种疾病。血压越高，冠心病的危险性越大。血清总胆固醇水平升高，对高血压病患者的冠心病危险起协同增加作用。而降低血压和降低血清总胆固醇水平，可以减少冠心病的发病危险。

胆酸螯合剂、烟酸及其衍生物、纤维酸衍生物以及他汀类降脂药物均可以用于高脂血症伴高血压的患者。但是，应注意这些降脂药物与抗高血压药物之间的相互影响。

● 胆酸螯合剂可以减少噻嗪类利尿剂和普萘洛尔的吸收。因此，这些降压药必须在服用胆酸结合树脂前 1 小时或服用后 4 小时才能服用。

● 烟酸可以加强抗高血压药物的血管扩张作用而引起血压下降，应予以注意。

● 他汀类降脂药物与抗高血压药物之间没有特别的相互作用，可以用于高脂血症伴高血压患者的治疗。

● 此外，多烯康、鱼油降脂丸等降脂药物与抗高血压药物之间也没有特别的相互作用，也可用于高脂血症伴高血压患者的降脂治疗。

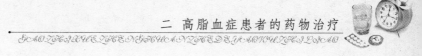

能升高血脂的抗高血压药

目前，临床上发现至少有以下 4 种常见的抗高血压药物，在治疗高血压的同时可引起血脂升高。

双氢克尿噻 双氢克尿噻可使血液中三酰甘油明显增高，提高血液黏稠度。

复方降压片 是最常用的降压药物之一。患者用药后，血压缓慢下降，但三酰甘油和胆固醇却明显增高。复方降压片还会降低高密度脂蛋白，这就更容易使血液中的胆固醇增多。

普萘洛尔 患者用药后血液中的胆固醇和三酰甘油都呈明显的增高趋势，对控制血液黏稠度极为不利。

硝苯吡啶 是一种钙离子拮抗剂，有较好的降压和扩张血管的作用。服用此药后，血液中的三酰甘油和胆固醇浓度显著上升，但对高密度脂蛋白的影响不大。

凡是服用上述几种药物的高血压病患者，在服降压药的同时应定期检查血脂浓度，发现血脂增高或血液黏稠度增高时，应加服一些降血脂和降低血液黏稠度的药物，或改服其他降压药。

肾病伴高脂血症患者如何选择调脂药物

蛋白尿（尿蛋白定量高于 3.5g/d）、血浆白蛋白降低（血浆白蛋白低于 30g/L）、浮肿是肾病综合征的临床表现。肾病综合征在肾小球疾病中较常见。对肾病综合征的治疗是否得当直接影响患者的预后。

肾病综合征患者最常发生高胆固醇血症，主要表现为低密度脂蛋白-胆固醇的升高。轻度患者血清三酰甘油水平可以正常，仅表现为血清胆固醇水平升高；中度患者除血清胆固醇水平升高外，三酰甘油水平也升高。一般来说，血清总胆固醇水平增高程度常与血清白蛋白含量成反比。

当血清白蛋白含量低于 20g/L 时，可以出现严重的高胆固醇血症。但是，严重的患者（血清白蛋白含量低于 10g/L），则血清胆固醇含量增高反而不明显，而主要表现为重度高三酰甘油血症。

另外，肾性脂质代谢障碍可以增加冠心病的危险。因此，如果高脂血症持续存在，在对肾病综合征采取特殊治疗的同时，也应该使用能降低胆固醇的降脂药物。其中，他汀类降脂药物如普伐他汀、辛伐他汀应作为首选药物。另外，纤维酸衍生物对某些肾衰竭的患者可能引起肌病，因此，服用纤维酸衍生物的剂量要小，并且经常随访患者。

甲状腺功能减退伴高脂血症患者如何选择调脂药物

甲状腺素对血清脂质代谢，特别是胆固醇的代谢有着重要的影响。甲状腺素可以使血清中胆固醇和低密度脂蛋白-胆固醇含量下降，而使高密度脂蛋白-胆固醇的含量升高。

甲状腺功能减退时，胆固醇的分解代谢明显减慢，从而导致血清中总胆固醇和低密度脂蛋白-胆固醇水平的明显升高，其中主要为低密度脂蛋白-胆固醇水平的升高。由于低密度脂蛋白-胆固醇水平的升高，甲状腺功能减退的患者容易患冠心病。因此，甲状腺功能减退的患者，在补充甲状腺激素治疗的同时，也应进行降低低密度脂蛋白-胆固醇的降脂治疗。

他汀类降脂药物如普伐他汀、辛伐他汀有很强的降低低密度脂蛋白-胆固醇的作用，治疗时可以选用这类药物。

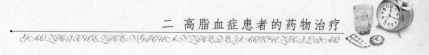

高脂血症患者应慎用维生素E

　　血清中维生素水平过低或过高对人体健康都是有害的。一般认为，体内缺乏维生素并不可怕，只要改善饮食或补充维生素类药物，即可使体内缺乏维生素的问题得到纠正，而体内维生素含量过高却是比较难对付的医疗难题。

　　中、老年病患者大多服用维生素药物，许多心血管病患者都服用维生素C和维生素E。实际上，多数患者无需补充维生素E，高脂血症患者更不需要补充维生素E。这是因为，高血压和冠心病患者血清中维生素A、维生素C、维生素E的含量基本上是正常的，而高脂血症患者血清中的维生素A、维生素E含量呈明显增高状态。医生观察到，血脂较高的中、老年人如果额外补充维生素E，不但没有任何降血脂作用，还会出现胸闷、憋气、腹泻、血栓性静脉炎、乳腺增生等不良反应。

中药治疗高脂血症的机制

　　中药中有降脂作用的草药很多，总的来说它们从下述3个方面起作用。

　　（1）抑制胆固醇吸收　泽泻等含有三萜类化合物，能影响脂肪分解，使合成胆固醇的原料减少，从而具有降血脂、防治动脉粥样硬化和脂肪肝的功效。豆类、蒲黄、海藻等多含有谷甾醇、豆甾醇、菜油甾醇等植物甾醇，可以减少胆固醇吸收。何首乌、草决明、大黄含有能促进肠蠕动、导致轻泻的酮类化合物。植物药中含的纤维素、琼脂、果胶等能减少胆固醇的吸收。番茄果胶能加速食物通过消化道，减少胆固醇的吸收。

　　（2）调节血脂代谢　人参对人体许多功能具有双向的调节作用，

能调节多种组织细胞中的环磷腺苷（cAMP）的含量，环磷腺苷可以促进脂类分解代谢，减少脂质在血管壁内的沉积。灵芝则通过抑制脂质的结合转化作用，使血脂降低。首乌不仅能抑制胆固醇的吸收，还能阻止脂质在血清中滞留或渗透到动脉壁中去。蜂王浆、泽泻均能提高高密度脂蛋白的水平，促进胆固醇的转运和清除。

（3）促进胆固醇排泄　胆固醇被脂蛋白转运到肝脏后，90%转化成胆汁酸，排入肠道中，其中大部分被重吸收，小部分随粪便排泄出体外。柴胡、姜黄、茵陈等均有增加胆汁排泄的功效。

常用调节血脂中药 22 味

延年益智的调脂中药——何首乌

何首乌为蓼科多年生草本植物何首乌的块根。何首乌性微温，味甘、苦、涩，具有补肝肾、益精血、涩精止遗、润肠通便等功效，适用于精血亏虚、遗精、头晕眼花、腰膝酸软、神经衰弱、高血压病、高脂血症、动脉粥样硬化、冠心病、贫血、习惯性便秘、肠神经官能症、慢性肝炎、颈淋巴结核等。

现代研究表明，何首乌对血脂和动脉粥样硬化等均具有特殊作用。何首乌所含丰富的植物卵磷脂为纯天然营养素，它可除掉附着在血管壁上的胆固醇，从而降低血脂和减少动脉粥样硬化的发生，起到治疗高脂血症、冠心病、高血压病等病症的作用。

注意大便溏泄及湿痰较重者不宜服用。

影响脂代谢的菌类植物——冬虫夏草

冬虫夏草为麦角菌科真菌冬虫夏草寄生在蝙蝠蛾科昆虫幼虫上的子座及幼虫尸体的复合体。

冬虫夏草性平，味甘，具有滋肺补肾、止喘化痰等功效，适用于劳嗽咯血、盗汗、勃起功能障碍、遗精、病后虚损、腰膝酸痛等症。现代研究表明，冬虫夏草对脂代谢有显著的影响。动物实验观察到，冬虫夏草除具有降低胆固醇作用外，还可明显降低血浆脂蛋白。

冬虫夏草温和平补，滋补作用好，可作为体质虚弱者平时进补的常用药物。但感冒初起、感染严重、实热亢盛者不宜服用。

降血脂妙品——螺旋藻

螺旋藻（SPL），为颤藻科藻类植物螺旋藻的全体。螺旋藻的营养成分非常丰富，几乎含有人类从自然界获得食物的全部营养成分。

研究发现，螺旋藻所含的植物性脂肪中，80%为不饱和脂肪酸，同时含有生物活性物质——螺旋藻多糖和γ亚麻酸等成分。不饱和脂肪酸在体内能降低胆固醇；γ亚麻酸在血液中与胆固醇接触后，能使胆固醇溶解而从动脉硬化的蚀斑中溶出，将胆固醇带回肝脏后排出体外，并使血管保持清洁通畅。医学专家对高脂血症患者做胆固醇负荷试验，发现螺旋藻制剂能抑制血中胆固醇上升，能使高密度脂蛋白胆固醇上升，抑制低密度脂蛋白胆固醇上升。国内多家医疗单位对螺旋藻制剂进行了大量的临床研究，均证实螺旋藻在降低血脂、预防高脂血症、防止动脉粥样硬化方面有保健功效。

神奇的调脂佳药——绞股蓝

绞股蓝，又名甘茶蔓、五叶参等，为葫芦科多年生藤本攀援植物绞股蓝的根茎或全草。绞股蓝味苦、性寒、无毒，具有降血脂、降血压、增加冠状动脉和脑血流量的功效，适用于治疗高脂血症、高血压病、冠心病、脑卒中、糖尿病、肥胖症等。民间多用于消炎解毒、止咳祛痰，夏季采其茎叶煎水可做成清凉饮料。

味道清香的降脂上品——荷叶

荷叶为睡莲科多年生水生草本植物莲的干燥或新鲜叶。荷叶性平，味苦，具有清热解暑、升发清阳、凉血止血的功效，可用于暑热烦渴，暑湿泄泻，脾虚泄泻，血热吐衄，便血崩漏。荷叶炭收涩化淤止血，用于多种出血症及产后血崩。荷叶具有降血脂、降胆固醇的作用，对治疗动脉粥样硬化、冠心病有效。

降脂降压的种子——决明子

决明子，异名草决明、马蹄决明，为豆科一年生草本植物决明或小决明的成熟种子，以其有明目之功而名之。决明子性微寒，味甘、苦、咸，具有清肝明目、滋肾通便、平肝降压等功效，适用于目赤肿痛、头风头痛、目生翳膜、羞明多泪、便秘等。决明子能抑制血清胆固醇的升高和动脉粥样硬化斑块的形成。还可用于血管硬化、高血压病等。

调节血脂的根茎花——虎杖

虎杖，又称苦杖、酸杖等，为蓼科多年生草本植物虎杖的干燥根茎和根。虎杖味性微苦，微寒，归肝、胆、肺经，功专祛风、利湿、活血、通经。自古以来，虎杖一直被当作活血祛瘀、通经止痛的要药用于临床，有相当好的疗效。

现代研究表明，虎杖所含大黄素成分，可减少外源性胆固醇过多进入体内。动物实验表明虎杖有明显的调脂作用，治疗高脂血症，特别是高三酰甘油血症患者效果较好。

虎杖应用于食疗防治高脂血症时要注意以下几点。其一，以新鲜食用为好，如采用生食法，或凉拌，或腌渍等，均可获得较好效果。其二，如果要用煎煮等烹饪制作法，则煨煮时间不宜过长，煎煮时间以 5~10 分钟为宜，以免调脂有效成分受到影响。其三，服用虎杖应注意宜忌，《药性论》有载，"有孕人勿服"，这点应予以充分重视。

药食兼用的廉价降脂药——陈皮

陈皮，即橘皮，有广陈皮、新会皮等异名，为芸香科常绿小乔木植物橘及其栽培变种的成熟果皮。陈皮既是一味古老的中药，也可作为食品。陈皮具有降血脂和防治动脉粥样硬化作用，能明显地减轻和改善其主动脉粥样硬化病变。

消食调脂良药——山楂

山楂，又名红果、棠棣，为蔷薇科植物山里红或山楂的干燥成熟果实。山楂味酸、甘，性微温，有开胃消食、化滞消积、活血散瘀、化痰行气之功效，可用于肉食滞积、癥瘕积聚、腹胀痞满、瘀阻腹痛、痰饮、泄泻、肠风下血等。山楂能防治心血管疾病，具有扩张血管、增加冠脉血流量、改善心脏活力、兴奋中枢神经系统、降低血压和胆固醇、软化血管及利尿和镇静作用。

注意胃酸过多、消化性溃疡和龋齿者，及服用滋补药品期间忌服用。山楂有破血散瘀的作用，孕妇忌用。

临床常用的调脂药——泽泻

泽泻为泽泻科多年生沼泽植物泽泻的块茎。我国历代医家都很重视泽泻的药用保健价值，泽泻性味甘、淡，寒，归肾、膀胱经，有利水、渗湿、泄热等功效。

泽泻有良好的降血脂作用，临床和实验研究均提示本品的降血脂作用明显。泽泻降胆固醇作用与安妥明相似，降三酰甘油的作用稍低于安妥明。高脂血症患者自觉症状改善，头昏、脑胀、胸闷等明显好转，且不良反应小，泽泻剂易为患者接受。

行气活血的调脂妙药——姜黄

姜黄，为姜科多年生草本植物姜黄的根茎。姜黄有降血脂作用，对实验性脂蛋白血症的大白鼠有降胆固醇、三酰甘油及脂蛋白作用，并能使主动脉中胆固醇、三酰甘油含量降低。

姜黄有兴奋子宫的作用，能使子宫收缩，怀孕妇女慎用。

活血化瘀的调脂良药——丹参

丹参为唇形科多年生草本植物丹参的根。丹参性味苦，微温，入心、肝经，有活血祛瘀、安神宁心、止痛除烦等功效。

现代中药研究结果显示，丹参对血脂和动脉粥样硬化具有特定的作用。丹参注射液可使部分患者的胆固醇下降。对实验性动脉粥样硬化，丹参组与对照组的主动脉粥样硬化面积差异极显著。主动脉壁胆固醇的含量丹参组显著低于对照组。

孕妇不宜用丹参。丹参也不能与藜芦同时服用。

抗血脂异常的花粉——蒲黄

蒲黄，古称蒲厘花粉，又名蒲花等，为香蒲科植物水烛香蒲、东方香蒲等或同属植物的干燥花粉。蒲黄性味甘平，入肝、心经。功效收敛止血，活血祛瘀。蒲黄具有较好的调脂作用和防治动脉粥样硬化作用。临床双盲法观察发现，蒲黄有良好的降低总胆固醇、升高高密度脂蛋白胆固醇、降低血小板黏附和聚集性的作用，同时对血管内皮细胞有保护作用，并能抑制动脉粥样硬化斑块形成。

降脂活血上品——三七

三七，又称参三七、田三七等，为五加科多年生草本植物三七的根。三七性味甘微苦，温，归肝、胃经。三七除有止血镇痛的特殊功效外，还有化瘀活血作用。

研究表明，三七粉能阻止家兔肠道吸收脂肪，在脂质代谢中，能降低总脂质水平和三酰甘油含量。临床研究表明，三七降胆固醇及降三酰甘油效果与降血脂药安妥明比较，无统计学差异，且无安妥明引发的肝功能受损不良反应。三七片制剂降胆固醇作用比较明显，降低血清总酯有一定作用。

用三七治疗由冠心病引起的胸闷、心绞痛及降低胆固醇和血脂效果甚好。

有待开发的调脂良药——大黄

大黄，又名黄良、火参、川军等，为蓼科多年生草本植物掌叶大黄、唐古特大黄或药用大黄的根和根茎。大黄性味苦，寒，归脾、胃、大肠、肝、心经。有泻下攻积、清热泻火、止血活血、解毒祛瘀等功效。

大黄具有降血脂和减肥作用。生大黄有攻积通便，活血化瘀作用。所以，尤适用于偏实证及大便干结的高脂血患者。

调脂补气"大王"——人参

人参为五加科多年生草本植物人参的根，野生的称野山参，栽培的称园参。人参味甘、微苦，性温，具有调气养血、安神益智、生津止咳、滋补强身之功效。

现代研究表明，人参具有明显调脂及抗动脉粥样硬化作用。人参皂甙可促进正常动物的脂质代谢，使胆固醇及血中脂蛋白的生物合成、分解、转化、排泄加速，最终可使血中胆固醇降低。临床应用研究表明，人参对健康人及高脂血症患者均有降血脂作用。

风靡全球的调脂名药——银杏叶

银杏叶为银杏科落叶乔木银杏的树叶。银杏是我国植物界的一大国宝，又被冠以"植物界的熊猫"、"千岁寿星"等美称。我国的银杏堪称全球银杏的老祖宗，因为世界上其他国家的银杏都是从我国引种过去的。银杏叶在以往的本草之类药书中记载较少，直到20世纪60年代，国内外学者开发和筛选天然药物时才发现银杏叶可贵的药用价值。现银杏叶已作为法定药物载入药典，谓其：性味甘、苦、涩、平，归心肺经，功能敛肺、平喘、活血化淤、止痛，用于肺虚咳喘、冠心病、心绞痛、高脂血症。

古代的"仙药"——灵芝

灵芝为多孔菌科植物赤芝或紫芝的子实体。灵芝性温，味淡微苦，具有养心安神、益气补血、健脾养胃、止咳祛痰等功效，适用于高血压病、冠心病、高脂血症、失眠症、慢性支气管炎、慢性肝炎、肾炎、哮喘、白细胞减少症及风湿性关节炎等。

灵芝制剂对高脂血症和冠心病的疗效有如下特点：①缓解或减轻心绞痛症状，减少抗心绞痛药的用量；②部分患者心电图的心肌缺血性变化可因使用灵芝制剂而好转或改善；③灵芝制剂具有降血脂作用，能程度不等地降低血清胆固醇、三酰甘油和脂蛋白；④灵芝制剂还能降低全血黏度和血浆黏度，使心脑血管疾病时的血液流变学障碍得以改善。

活血调脂的花卉——红花

红花，又名黄兰、红兰花、草红花、红花菜，为菊科二年生草本植物红花的花冠。红花具有活血通经、祛瘀止痛的功能，主治妇女经闭、难产、死胎、产后恶露、瘀血作痛及治疗跌打损伤等疾病。

现代研究表明，红花有扩张冠状动脉、降低血压以及降低血清总胆固醇和三酰甘油的作用。

调血脂补肝肾良药——女贞子

女贞子又名冬青子，为木樨科植物女贞的干燥成熟果实。女贞子性平，味甘，具有滋补肝肾、乌发明目、强壮腰膝、通便等功效，适用于心血管疾病、冠心病、高脂血症、糖尿病、血小板减少症、白细胞减少症、慢性肾炎、慢性支气管炎、顽固性失眠等症。

现代研究表明，女贞子有降胆固醇及三酰甘油的作用，并有降血糖及降血脂并有抗动脉粥样硬化作用。

女贞子多用易致滑肠，脾胃虚寒泄泻者不宜应用。此外，女贞子与西药中的碳酸氢钠、氨茶碱同时服用，会降低疗效，也会加重尿结晶的形成，损害肾脏的功能。

养阴调脂上品——玉竹

玉竹为百合科多年生植物玉竹的根茎，是一味养阴生津的良药。玉竹性平，味甘，具有滋补气血、除烦闷、生津液、润心肺、补五劳七伤、疗虚损等功效，适用于胃热炽盛、阴津耗伤、消谷善饥、胃脘灼热疼痛、热病伤阴、咳嗽烦渴、虚劳发热、小便频数、心烦口渴、阴虚、自汗、心力衰竭及冠心病心绞痛等。

现代研究表明，玉竹有预防三酰甘油升高的作用，对高三酰甘油血症有一定的治疗作用，对粥样硬化斑块的形成也有一定的缓解作用。

咳嗽痰多者慎用，胃有湿浊气滞者忌服。

补益肝肾的调脂药——枸杞子

枸杞子为茄科植物宁夏枸杞的干燥成熟果实，简称枸杞，又名枸杞子、枸杞豆、枸杞果等。枸杞子性平，味甘，具有补肾润肺、生精益气、补肝明目等功效，适用于勃起功能障碍、遗精、腰膝酸痛、高血压病、高脂血症、糖尿病、慢性肝炎、神经衰弱、偏头痛、白内

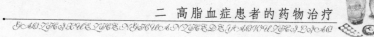

障、视神经萎缩等。

现代研究表明，枸杞子有降血脂作用，并有保肝、护肝以及抗脂肪肝作用。临床治疗结果表明，本品对各种高脂血症均有极显著疗效，其降三酰甘油疗效与安妥明相似，降胆固醇的疗效优于安妥明，且无安妥明的诸多不良反应。

注意，外邪实热、脾虚泄泻者忌食枸杞子。

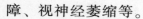 **常用降脂中成药**

脂可清胶囊

由葶苈子、山楂、茵陈蒿、大黄、泽泻、黄芩等药物组成。具有宣通导滞，通络散结，消痰渗湿的功效。常用于血脂增高，胸闷头晕，四肢沉重，神疲倦怠，舌苔腻，脉滑弦。胶囊剂每粒 0.3 克，口服每次 2~3 粒，每日 3 次，30 天为 1 个疗程。体弱及孕妇忌用。

绞股蓝总苷片

内含绞股蓝总苷。有养心健脾，益气和血，除痰化瘀，降低血脂功效。常用于高脂血症，有头晕肢麻，胸闷气短，健忘耳鸣，自汗乏力，舌淡暗苔白。片剂每片含绞股蓝总苷 20 毫克，口服每次 2~3 片，每日 3 次。服药时个别有胃部不适，继续服药可自行消失。

复方丹参滴丸

含有丹参、三七、冰片。功效活血化瘀，理气止痛。适用于冠心病心绞痛伴血脂异常者。症见心胸绞痛刺痛，胸闷，血脂增高，舌质紫暗或有瘀斑，脉涩。滴丸剂每粒 25 毫克，每次口服 8~10 粒，每日 3 次，30 天为 1 个疗程。孕妇慎用。

山楂降脂片

含有决明子、山楂、荷叶。功能清热活血，降浊通便。症见血脂增高，头晕目眩，胸闷脘痞，大便干结，口苦口干，舌质红，苔腻，脉弦滑。片剂口服每次 8 片，每日 3 次。脾虚便溏者不宜用。

降脂灵胶囊

含有普洱叶、茺蔚子、槐花、葛根、杜仲、黄精等。有消食积，降血脂，通血脉，益气血等效用。症见血脂增高，纳呆食少，头晕肢麻，体倦乏力，腰膝酸软，舌暗苔腻。胶囊剂每粒 0.3 克，口服每次 5 粒，每日 3 次。服药时忌油腻厚味食物。

脂降宁片

由山楂、何首乌、丹参、瓜蒌、维生素 C 等药物组成。功效行气散瘀，活血通经，益精血，降血脂。症见血脂增高，头晕耳鸣，胸闷胸痛，失眠健忘，头痛，肢体麻木，舌暗红，苔腻，脉弦滑。片剂口服 3~4 片，每日 3 次。脾虚便溏者慎用。

决明降脂片

内有决明子、茵陈、何首乌、桑寄生、维生素 C、烟酸等药物。功能降低血脂。适用于血脂增高、头晕胁痛、纳差神疲、口干便秘。片剂口服每次 4~6 片，每日 3 次。肝胆湿热壅盛者忌服。

降脂灵片

由何首乌、枸杞子、黄精、山楂、决明子组成。有补益肝肾、养血明目、降低血脂的作用。症见血脂升高、头晕目眩、视物昏花、目涩耳鸣、须发早白、腰膝酸软、舌红苔少、脉沉细。片剂口服每次 5 片，每日 3 次。服药时忌油腻辛辣食物。

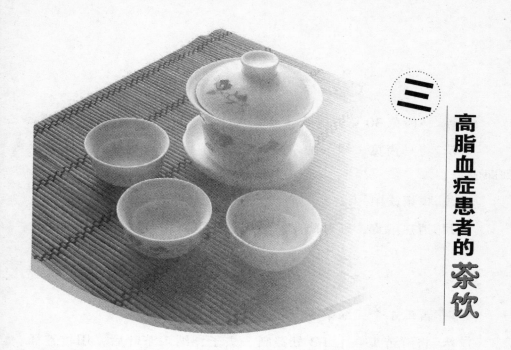

芹菜葛根茶

材料 葛根 30 克，芹菜 200 克。

做法 将葛根洗净，晒干或烘干，共研成粗末，一分为二，装入绵纸袋中，挂线封口备用。将芹菜的根、茎、叶洗净后切碎，或切成粗末，放入沙锅，加足量水（约 2500 毫升），大火煮沸后改用小火煨煮 30 分钟，用洁净纱布过滤，收取汁液，一分为二，装入瓶中，待用。

吃法 冲茶饮，每日 2 次，每次取 1 袋药茶粗末放入杯中，另取 1 瓶芹菜煎汁入锅，煮沸后立即冲泡药茶，加盖闷 15 分钟即可饮用，当日服完。

功用 清热除烦，生津止渴，降低血脂。适用于肝火炽盛型高脂血症，对伴发高血压病者尤为适宜。

马齿苋绿茶

材料 马齿苋 30 克，绿茶 3 克。

做法 将马齿苋、绿茶洗净同放入沙锅中，加入适量水，煎煮片刻即成。

吃法 频频饮用。

功用 清热解毒，通脉降脂。适用于各型高脂血症。

苦瓜茶

材料 苦瓜 1 个，绿茶 50 克。

做法 将鲜苦瓜在上 1/3 处截断，去子，纳入茶叶后，用竹签插合，并以细线扎紧，挂通风处阴干。苦瓜干后，外部用洁净纱布蘸温开水擦净，连同茶叶切碎，混合均匀备用。

吃法 每次取 10 克，放入有盖杯中，用沸水冲泡，加盖闷 30 分钟后，频频饮用，可连续冲泡 3~5 次。

功用 清热利尿，明目减肥，降低血脂。适用于各型高脂血症，对伴发糖尿病、肥胖症者尤其为适宜。

芹菜银杏叶茶

材料 芹菜 250 克，银杏叶（干）10 克。

做法 先将银杏叶洗净，晒干或烘干，研成粗末，一分为二，装入绵纸袋中，封口挂线备用。将新鲜芹菜择洗干净，保留叶柄及连叶柄的根部，切碎，放入榨果汁机中，快速绞榨取汁，备用。

吃法 每日 2 次，每次取银杏叶 1 袋放入杯中，加适量芹菜汁，用沸水冲泡，加盖闷 15 分钟，频频饮用，一般每袋可连续冲泡 3~5 次。

功用 平肝清热，散瘀降脂。适用于各型高脂血症，对肝火炽盛、湿热内蕴型高脂血症患者尤为适宜。

番茄酸奶茶

材料 番茄 200 克，酸牛奶 200 毫升。

做法 将成熟番茄洗净，连皮切碎，放入果汁捣搅机中，快速捣搅 1 分钟，加酸牛奶拌匀，取番茄酸奶汁即成。

吃法 早晚饮用。

功用 凉血平肝，补虚降脂。适用于各型高脂血症。

荠菜山楂茶

材料 荠菜 200 克，山楂 30 克。

做法 先将山楂拣杂，洗净，去核，切成片，盛入碗中备用。将新鲜荠菜拣杂，连根、茎（花）、叶洗净，切碎，放入沙锅内，加足量水，大火煮沸，加山楂片，改用小为煨煮 20 分钟即成。

吃法 频频饮用，切碎的荠菜、山楂片亦可一并嚼食。

功用 健脾化痰，行气散瘀，降低血脂。适用于各型高脂血症，对肝火炽盛、气血瘀滞型高脂血症患者尤为适宜。

马齿苋绿豆饮

材料 马齿苋 250 克，绿豆 150 克，红枣 15 枚。

做法 先将马齿苋拣杂、洗净，切成 3 厘米长的小段备用。绿豆、红枣分别淘洗洗干净，放入沙锅内，加足量水，浸泡 30 分钟，用大火煮沸后，改用小火煮 1 小时，加入马齿苋段，继续用小火煮至绿豆酥烂即成。

吃法 早晚喝汤，嚼食马齿苋、绿豆和红枣。

功用 补虚通脉，清化湿热，散瘀降脂。适用于各型高脂血症，对湿热内蕴型高脂血症尤为适宜。

芹菜红枣饮

材料 芹菜 150 克，红枣 15 枚。

做法 先将芹菜择洗干净，连根、叶柄及叶切碎，与洗净的红枣同入沙锅内，加水浸泡片刻，中火煎煮 30 分钟，过滤，取汁即成。

吃法 早晚饮用。

功用 平肝清热、补虚降脂。适用于各型高脂血症。

二芽饮

材料 麦芽 30 克，谷芽 20 克，神曲 15 克。

做法 将麦芽、谷芽、神曲同入锅中，加水适量，大火煮沸，改用小火煎煮 30 分钟，去渣取汁即成。

吃法 早晚分饮。

功用 健脾开胃，消食降脂。适用于各型高脂血症，对伴有厌食症、吸收不良综合征、慢性胃炎等病患者尤为适宜。

麦麸玉竹茶

材料 玉竹 10 克，麦麸 50 克。

做法 将玉竹洗净后切片，晒干或烘干，研为细末，与麦麸充分混匀，一分为二，放入绵纸袋中，挂线封口备用。

吃法 冲茶饮，每次 1 袋。将麦麸玉竹袋放入杯中，用刚煮沸的开水冲泡，加盖焖 15 分钟后即可，频频饮服，每袋可连续冲泡 3~5

高脂血症 合理用药与食疗

GAOZHIXUEZHENGHELIYONGYAOYUSHILIAO

次，每日 1 剂。

功用 补虚健脾，生津止渴，降血脂。适用于各型高脂血症，对伴发高血压病、糖尿病、动脉粥样硬化等病者尤为适宜。

粟米莜麦茶

材料 粟米 500 克，冬瓜仁 100 克，芝麻、粳米、黄豆、红小豆、绿豆、粗茶各 250 克，莜麦面 1500 克，干姜、花椒、小茴香各适量。

做法 将粟米、粳米、黄豆、红小豆、芝麻、绿豆炒熟，与拣净的粗茶混合均匀，并研为细粉；将莜麦面炒熟，加干姜、花椒、小茴香共研成细粉末，与上述细粉混匀，入罐存放备用；将冬瓜仁捣成泥糊状备用。

吃法 早晚饮用。每次取 3 匙炒粉、1 匙冬瓜仁糊，一同放入杯中，用沸水冲泡，加盖闷 15 分钟后即可饮用。

功用 健脾利湿，降血脂。适用于各型高脂血症。

麦麸红枣茶

材料 麦麸 30 克，红枣 10 枚。

做法 将麦麸拣杂，放入铁锅，微火翻炒出香，趁热研成细末，一分为二，放入绵纸袋中，封口挂线备用，将红枣洗净，盛入碗中待用。

吃法 每日取麦麸 1 袋、红枣 5 枚，放入杯中，沸水冲泡，加盖闷 15 分钟后饮用，可连续冲泡 3~5 次。

功用 健脾和血，补虚养血，降血脂。适用于各型高脂血症。

玉米奶茶

材料 玉米 150 克，牛奶 250 克，红糖 10 克。

做法 将鲜嫩玉米洗净，装入研磨容器中，捣烂呈泥糊状，放入沙锅内，加水适量，中火煮 30 分钟，用洁净纱布过滤，将滤汁盛入锅中，兑入牛奶，加红糖拌匀，用小火煮至沸即成。

吃法 早晚分饮。

功用 健脾调中，补虚降脂。适用于各型高脂血症。

玉米须茶

材料 玉米须 50 克（鲜品 100 克）。

做法 将玉米须洗净，切成几段，放入纱布袋中扎口，入沙锅内，加清水 600 毫升，用小火煎成 300 毫升饮服。每日 1 剂。

吃法 频频饮用。

功用 清热利水，解毒泄热，降血压，降血脂，降血糖。适用于各型高脂血症，对伴有高血压病、糖尿病、慢性肾炎等病症者尤为适宜。

枸杞子绞股蓝茶

材料 枸杞子 15 克，绞股蓝 15 克。

做法 将枸杞子、绞股蓝分别拣杂后洗净，放入茶杯中，用沸水冲泡，加盖闷 15 分钟即可饮用。

吃法 频频饮用，一般可连续冲泡 3~5 次。

功用 滋补肝肾，降血脂，降血压。适用于阴虚阳亢、肝肾阴虚型高脂血症，对伴有糖尿病、高血压病患者尤为适宜。

枸杞子玉米须茶

材料 枸杞子 10 克，玉米须 50 克。

做法 将玉米须漂洗干净、切碎，与洗净的枸杞子一同装入洁净纱布袋，放入茶杯中，用沸水冲泡，加盖闷 15 分钟后即成。

|吃法| 代茶，频频饮服，一般可冲泡 3~5 次。

|功用| 滋阴泻热，平肝降压，降血脂。适用于阴虚阳亢型高脂血症，对伴有高血压病、糖尿病患者尤为适宜。

山楂茶

|材料| 山楂 30 克。

|做法| 将山楂洗净，切片后放入锅中，加水适量，煮沸 5 分钟，取汁即成。

|吃法| 频频饮用。

|功用| 消食化积，降脂减肥。适用于各型高脂血症，对伴有高血压病、冠心病、单纯性肥胖症等患者尤为适宜。

山楂荷叶茶

|材料| 鲜山楂 15 克，荷叶半张。

|做法| 将荷叶洗净，切成小方块，与洗净、切碎的山楂同入锅中，加水适量，浓煎 2 次，每次 20 分钟，合并 2 次煎液即可饮用。

|吃法| 上下午分饮。

|功用| 降脂祛瘀，解毒抗癌。适用于各型高脂血症，对伴有冠心病等患者尤为适宜。

陈皮山楂乌龙茶

|材料| 陈皮 10 克，山楂 20 克，乌龙茶 5 克。

|做法| 将陈皮、山楂洗净，同入沙锅内，加水适量，煎煮 30 分钟，去渣，取汁冲泡乌龙茶，加盖闷 10 分钟后即可。

吃法 频频饮用。

功用 化痰降脂，降压减肥。适用于各型高脂血症，对伴有高血压病、单纯性肥胖症等患者尤为适宜。

山楂枸杞茶

材料 山楂 30 克，枸杞子 15 克。

做法 将山楂洗净，切片，与洗净的枸杞子一同用沸水冲泡 30 分钟即成。

吃法 上下午分饮。

功用 滋补肝肾，消食化积，降脂明目。适用于各型高脂血症，对伴有眩晕、慢性胃炎、神经衰弱等患者尤为适宜。

复方山楂茶

材料 山楂 30 克，干荷叶 60 克，生薏苡仁 10 克，陈皮 5 克。

做法 将洗净的干荷叶、山楂、薏苡仁、陈皮研成细末，再放入杯中，用沸水冲泡，加盖闷 20 分钟即成。

吃法 上下午分饮。

功用 健脾消食，活血化瘀，降脂减肥。适用于各型高脂血症，对伴有单纯性肥胖症、动脉硬化症、食积不化等患者尤为适宜。

山楂降脂茶

材料 决明子、山楂、麦芽各 30 克，茶叶、荷叶各 6 克。

做法 将洗净的决明子、山楂及麦芽置于锅内，加水煎 30 分钟，然后加入茶叶、洗净的荷叶，煮 10 分钟，倒出药汁；渣中加水再煎取汁液，将 2 次汁液混匀即成。

吃法 频频饮用。

功用 平肝降压，消食降脂。适用于各型高脂血症，对伴有脂肪肝、失眠、单纯性肥胖症等患者尤为适宜。

二皮玉米须饮

材料 西瓜皮、冬瓜皮各 100 克，玉米须 50 克，红小豆 30 克。

做法 将冬瓜皮、西瓜皮洗净、切碎；将玉米须漂洗净；将红小豆淘洗干净，放入沙锅内，加足量水，大火煮沸后改用小火煮 30 分钟，待红小豆熟烂状，加玉米须、冬瓜皮和西瓜皮碎片，继续煮 20 分钟，用洁净纱布过滤、取滤汁即成。

吃法 早晚分饮。

功用 清胃利水，生津降脂。适用于各型高脂血症，对伴有糖尿病患者尤为适宜。

橘皮山楂饮

材料 橘皮 20 克，山楂 30 克。

做法 将橘皮和山楂洗净，一起放入锅中，加适量水，用中火煮 25 分钟后，离火去渣即成。

吃法 早晚分饮。

功用 健脾化浊，降血脂。适用于各型高脂血症，对伴有单纯性肥胖症、脂肪肝、冠状动脉供血不足、慢性气管炎等病患者尤为适宜。

香菇茶

材料 香菇 5 个。

做法 将香菇（干品）拣杂洗净，切成细丝，放入茶杯中，用煮沸的水冲泡，加盖闷 15 分钟即成。

吃法 频频饮用。

功用 益气补虚，降脂降压。适用于各型高脂血症，对阴虚阳亢、肝火炽盛型高脂血症患者尤为适宜。

香菇银杏叶蜜饮

材料 香菇 10 克，银杏叶 10 克，蜂蜜 20 毫升。

做法 将香菇、银杏叶拣杂洗净，切碎后同入沙锅内，加水浓煎 2 次，每次 30 分钟，过滤，去渣留汁；合并 2 次滤汁，回入沙锅，用小火浓缩至 300 毫升，趁温热调入蜂蜜，拌匀即成。

吃法 早晚分饮。

功用 益气滋阴，散瘀降脂。适用于各型高脂血症，对肝肾阴虚、脾虚湿盛型高脂血症患者尤为适宜。

香菇红枣牛奶饮

材料 香菇 25 克，红枣 10 枚，牛奶 50 克。

做法 将水发香菇洗净切碎,与洗净的红枣一同放入锅内，加清水煎取汁液，再与牛奶混匀饮服。

吃法 早晚分服。

功用 行气健脾，降脂降压。适用于各型高脂血症。

决明子茶

材料 决明子 30 克。

做法 将决明子拣杂洗净，敲碎放入杯中，用沸水冲泡，加盖闷 15 分钟即成。

高脂血症
GAOZHIXUEZHENGHELIYONGYAOYUSHILIAO
合理用药与食疗

吃法 频频饮用。

功用 清肝明目，降脂降压。适用于各型高脂血症，对肝火炽盛型、湿热内蕴型高脂血症患者尤为适宜。

螺旋藻橘皮茶

材料 螺旋藻 5 克，鲜橘皮 10 克。

做法 先将螺旋藻拣杂，再将鲜橘皮洗净，切成细丝，与螺旋藻同入茶杯中，用沸水冲泡，加盖闷 15 分钟即成。

吃法 频频饮用，一般可连续冲泡 3~5 次。

功用 降低血脂，健脾燥湿。适用于各型高脂血症。

绞股蓝银杏叶茶

材料 绞股蓝 10 克，银杏叶 10 克。

做法 将绞股蓝、银杏叶分别洗净，晒干或烘干，共研成粗末，一分为二，装入绵纸袋中，封口挂线备用。每次取 1 袋，放入茶杯中，用开水冲泡，加盖闷 15 分钟即成。

吃法 频频饮用。

功用 清热化痰，益气降浊，降血脂。适用于各型高脂血症，对伴有冠心病者尤为适宜。

绞股蓝山楂茶

材料 绞股蓝 15 克，山楂 30 克。

做法 将绞股蓝、生山楂分别拣杂洗净，切碎后同入沙锅内，加水煎煮 30 分钟，过滤，去渣取汁即成。

吃法 频频饮用。

功用 益气补脾，消食导滞，活血降脂。适用于各型的高脂血症，对伴有冠心病者尤为适宜。

荷叶茶

材料 鲜荷叶 20 克（干品 10 克），绿茶 10 克。

做法 将鲜荷叶拣杂洗净，切碎晒干或烘干，与绿茶混和均匀，一分为二，装入绵纸袋中，封口挂线备用。

吃法 冲饮，每次用 1 袋，每日 2 次。

功用 生津止渴，散瘀通脉，解毒降脂。适用于各型高脂血症。

降脂减肥茶

材料 绿茶 15 克，陈皮 20 克，茯苓、车前子、莱菔子、决明子各 30 克，荷叶、山楂各 50 克，神曲 100 克。

做法 将以上 8 味共研粗末，加入研成粉状的神曲作为粘合剂，搅拌成颗粒状，用手捏成团，以触之能散为度，用 2.5 厘米×2.5 厘米的塑料盒制成小方块，低温干燥，使含水量减至 3%以下。每次以 1 块放入茶杯中，加入沸水冲泡即成。

吃法 频频饮用。

功用 降压降脂，减肥利尿。适用于各型高脂血症，对伴有肥胖者尤为适宜。

菊花山楂茶

材料 菊花 10 克，山楂 10 克，绿茶 3 克。

做法 将菊花、山楂、茶叶一起放入茶杯中，加入沸水冲泡，加盖闷 15 分钟即成。

吃法 频频饮用。

功用 清热降脂，消食健胃。适用于各型高脂血症，对伴有高血压病者尤为适宜。

陈葫芦茶

材料 陈葫芦15克，茶叶3克。

做法 将茶叶与研为粗末的陈葫芦一同放入茶杯中，加入沸水冲泡，加盖闷15分钟即成。

吃法 频频饮用。

功用 清热祛瘀，利水降脂。适用于各型高脂血症。

芝麻绿茶饮

材料 芝麻糊30克，绿茶10克。

做法 将绿茶一分为二，装入绵纸袋中，封口挂线，备用；芝麻糊一分为二，分装入杯中待用。每次取1袋绿茶，放入装有芝麻糊的杯中，用沸水冲泡，加盖闷10分钟即成。

吃法 冲泡饮用，每次1袋，每日2次。

功用 解毒祛瘀，活血降脂。适用于各型高脂血症，对伴有头晕眼花者尤为适宜。

香菇绿茶饮

材料 香菇30克，绿茶15克。

做法 将香菇、绿茶放入沙锅内，加水适量浸泡30分钟，大火煮沸，改用小火煮15分钟，取出香菇，用洁净纱布过滤，去渣取汁即成。

吃法 早晚分饮。

功用 益气补虚，散瘀降脂。适用于各型高脂血症。

绞股蓝决明子槐花饮

材料 绞股蓝 15 克，决明子 30 克，槐花 10 克，蜂蜜适量。

做法 将绞股蓝、决明子、槐花分别拣杂，绞股蓝切碎、决明子敲碎，与槐花同入沙锅内，加水煎煮 30 分钟，过滤去渣取汁，调入蜂蜜拌匀即成。

吃法 早晚分饮。

功用 益气补脾，清肝降浊，化痰降脂。适用于各型高脂血症。

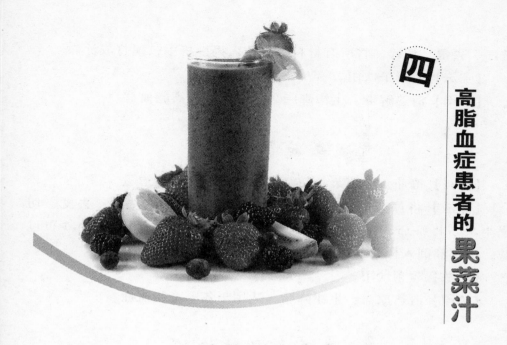

四

高脂血症患者的 **果菜汁**

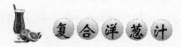

芦笋番茄汁

【材料】芦笋 150 克，番茄 100 克。

【做法】将新嫩芦笋洗净，切碎，番茄洗净，去蒂，切成小块，与芦笋一同放入经过消毒的纱布袋中挤出芦笋番茄汁，将芦笋番茄汁置炉火上煮沸，离火冷却后即可食用。也可以采用捣搅机制做芦笋番茄汁，其方法是：番茄洗净后用开水泡一下，剥去皮，与切碎的芦笋一同投入捣搅机内，打碎成汁，煮沸后食用。

【吃法】频频饮用，当日食完。

【功用】生津止渴，清热降脂。适用于各型高脂血症。

复合洋葱汁

【材料】洋葱 50 克，芹菜、胡萝卜各 100 克，冷开水 30 毫克。

【做法】剥去洋葱外皮后洗净、切丝，胡萝卜洗净、切片，芹菜洗净、去根、切碎。将所有材料一起放入捣搅机中，搅打成汁。

【吃法】上下午饮用。

【功用】清热解毒，生津降脂。适用于各型高脂血症。

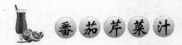 番 茄 芹 菜 汁

【材料】番茄、旱芹菜各 200 克，柠檬汁、精盐适量。

【做法】将芹菜去根和黄叶后洗净、切碎，番茄洗净、去皮、切成小块。将番茄、芹菜一起投入捣搅机中打成汁，用洁净的纱布过滤；把滤液倒入杯中，加入柠檬汁和精盐，调匀即可。

【吃法】频频饮用。

【功用】清热凉血，生津降脂。适用于各型高脂血症。

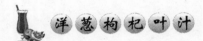 洋 葱 枸 杞 叶 汁

【材料】洋葱 50 克，鲜枸杞叶、芹菜、胡萝卜各 100 克。

【做法】将枸杞叶洗净，再将洋葱剥去皮洗净、切丝；胡萝卜洗净，切片；芹菜洗净，去根，切碎。将所有原料一起放入捣搅机中，搅打成汁即可。

【吃法】上下午饮用。

【功用】滋阴清热，生津降脂。适用于各型高脂血症。

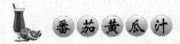 番 茄 黄 瓜 汁

【材料】番茄 300 克，小黄瓜 200 克。

【做法】将番茄洗净，用纱布包裹，绞取汁液；将黄瓜洗净，去掉有苦味的尾部，切成碎块，放入纱布中，挤压取汁。将番茄与黄瓜汁混合即成。

【吃法】适量饮用。

【功用】滋阴清热，减肥降脂。适用于各型高脂血症，对伴有肥

高脂血症

GAOZHIXUEZHENGHELIYONGYAOYUSHILIAO

合理用药与食疗

胖症者尤为适宜。

复方竹笋汁

【材料】竹笋 150 克，槐花 30 克，冬瓜皮 100 克。

【做法】将竹笋加入 300 毫升水，放入榨汁机中搅碎。将槐花加入竹笋汁中，再加入冬瓜皮，加水煮沸后放凉即成。

【吃法】适量饮用。

【功用】调脂减肥。适用于各型高脂血症。

大蒜萝卜汁

【材料】生大蒜头 60 克，生萝卜 120 克。

【做法】先将生大蒜头剥去外表皮，将大蒜瓣洗净、切碎，剁成大蒜糜汁备用。将生萝卜除去根、须及萝卜茎叶，洗净，连皮切碎，放入家用果汁捣绞机中搅压取汁，用洁净纱布过滤后，将萝卜汁与大蒜汁充分拌和均匀即成（也可加少许红糖调味）。

【吃法】早晚饮用。

【功用】杀菌消炎、清热降脂。适用于各型高脂血症，对湿热内蕴、气滞血瘀型高脂血症患者尤为适宜。

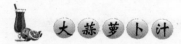

苹果莴苣胡萝卜汁

【材料】苹果、莴苣各 200 克，胡萝卜 60 克，柠檬汁适量。

【做法】将莴苣、苹果、胡萝卜分别除杂，洗净，去皮，切成小块，放入压榨机中绞取汁液，再加入适量柠檬汁，调匀饮用。

【吃法】上下午分饮。

【功用】养血润发，生津润喉，降血脂。适用于各型高脂血症，对伴有贫血、习惯便秘、痔疮出血等患者尤为适宜。

苹果芹菜汁

【材料】苹果1个，胡萝卜1个，芹菜50克，柠檬汁适量。

【做法】将胡萝卜洗净；苹果洗净，去皮除核，均切成片，与洗净切碎的芹菜一同放入果汁机中搅碎取汁，加入柠檬汁搅匀即成。

【吃法】上下午分饮。

【功用】明目美容，降脂降压。适用于各型高脂血症，对伴有高血压病、慢性胃炎、前列腺炎等病症者尤为适宜。

枸杞叶苹果汁

【材料】鲜枸杞叶50克，苹果200克，胡萝卜150克，蜂蜜30毫升。

【做法】将鲜枸杞叶、苹果、胡萝卜洗净，苹果去皮、核，均切成小片或丝，一同放入果汁机中，加入少量冷开水搅拌成汁，用过滤器取汁，放入玻璃杯中，再加蜂蜜调匀即成。

【吃法】上下午分饮。

【功用】清热调脂，益肾平肝。适用于各型高脂血症，对伴有高血压病等病症者尤为适宜。

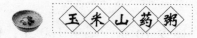

五

高脂血症患者的 **药粥**

 大 蒜 粥

材料 紫皮大蒜 30 克，粟米 100 克。

做法 将紫皮大蒜去皮，切碎，剁成糜糊状备用。将粟米淘净，放入沙锅，加水适量，煮成黏稠粥，粥将成时，调入大蒜糊，小火煮沸即成。

吃法 早晚分食。

功用 滋阴补虚，调脂降压。适用于各型高脂血症。

 玉 米 山 药 粥

材料 玉米粉 150 克，山药 100 克。

做法 将山药上笼蒸熟后再剥皮切成小丁块；玉米粉用沸水调成厚糊。沙锅内放入水适量，上火煮开，拨入玉米糊，小火慢慢熬煮至熟后加入山药块，一同煮至粥稠即成。

吃法 早晚分食。

| 功用 | 滋阴清胃，减肥降脂。适用于各型高脂血症。

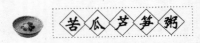

苦瓜芦笋粥

| 材料 | 鲜芦笋 50 克，苦瓜 150 克，粳米 50 克。

| 做法 | 将鲜芦笋洗净，切成片；苦瓜去蒂柄，洗净后切成片，去籽保留瓜瓤备用。将粳米淘净，入沙锅内，加水适量煮成稠粥，粥将成时加入苦瓜片及芦笋片，用小火继续煮 10 分钟即成。

| 吃法 | 早晚分食。

| 功用 | 清胃泻热，降低血脂。适用于各型高脂血症，对肝火炽盛型高脂血症患者尤为适宜。

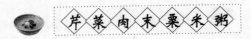

芹菜肉末粟米粥

| 材料 | 芹菜 120 克，熟牛肉末 10 克，粟米 100 克。

| 做法 | 将连根芹菜洗净切碎与洗净的粟米一同入沙锅内煮粥，待熟时加入牛肉末，稍煮片刻即成。

| 吃法 | 早晚分 2 次温热服食。

| 功用 | 清热降脂，益气补虚。适用于各型高脂血症。

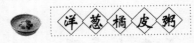

洋葱橘皮粥

| 材料 | 洋葱 150 克，橘皮 10 克，粟米 100 克，精盐适量。

| 做法 | 将洋葱剥去外皮，切去根，洗净后切成细丝，放入碗中，用少许精盐腌渍 15 分种备用；橘皮洗净后晒干或烘干，研成极细末待用。将粟米淘洗干净，放入沙锅，加适量水，大火煮沸后改用小火煨煮 30 分钟，调入橘皮细末，继续煮 20 分钟，待粟米熟烂后加入洋葱丝，大火煮 5 分钟即成。

吃法 早晚分食。

功用 清热解毒，降血脂。适用于各型高脂血症，对气滞血瘀型高脂血症尤为适宜。

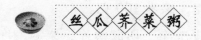

丝瓜荠菜粥

材料 丝瓜 500 克，粟米、荠菜各 200 克，精盐、味精各适量。

做法 将丝瓜去皮，洗净，切块。荠菜洗净切碎，粟米淘净与荠菜末一同放入锅中，加水适量煮沸，加入丝瓜和精盐煮成粥后，再加味精即成。

吃法 早晚分食。

功用 健脾养血，降血脂。适用于各型高脂血症。

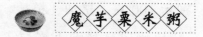

魔芋粟米粥

材料 魔芋精粉 2 克，粟米 50 克。

做法 将粟米淘洗干净，放入沙锅内，加足量水，大火煮沸后，改用小火煮成稀粥，粥将成时，调入魔芋精粉拌和均匀，继续用小火煮 15 分钟即成。

吃法 早晚分食。

功用 降脂降糖，清热解毒，化痰减肥。适用于各型高脂血症。

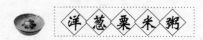

洋葱粟米粥

材料 洋葱 300 克，粟米 500 克，精盐适量。

做法 将洋葱去外皮，洗净切碎，与粟米共入沙锅中煮粥，待粥熟时，酌加精盐调味即成。

吃法 早晚分食。

功用 降压调脂，止泻降糖。适用于各型高脂血症。

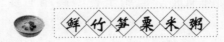

材料 鲜竹笋 100 克，粟米 100 克。

做法 将鲜竹笋去皮洗净，切成薄片，粟米淘净与笋片一同加入沙锅内，小火煮成粥即成。

吃法 早晚分食。

功用 清肺降脂，利湿止渴。适用于各型高脂血症，对伴有肥胖症者尤为适宜。

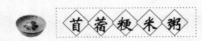

材料 苜蓿 200 克，粳米 100 克，猪油、精盐、味精各适量。

做法 将苜蓿洗净，切成碎段，猪油下锅后上火，放入苜蓿炒散，加精盐炒入味。将粳米淘净入锅，加水 1000 毫升，用大火煮开后改用小火煮成稀粥，调入味精即成。

吃法 早晚分食。

功用 清理脾胃，降脂降糖。适用于各型高脂血症，对伴有糖尿病者尤为适宜。

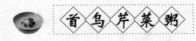

材料 制何首乌 30 克，芹菜 150 克，猪瘦肉末 50 克，粟米 100 克，料酒、精盐、味精各适量。

做法 先将制何首乌洗净、切片，晒干或烘干，研成细末备用；将鲜芹菜择洗干净，除去根头，取其叶柄及茎切成粗末待用。将粟米淘洗干净，放入沙锅内，加水适量，大火煮沸，加肉末后烹入料酒，改用小火煨煮 30 分钟，调入鲜芹菜末及制何首乌粉，拌和均匀，继续用小火煮 20 分钟，粥成时加精盐、味精拌匀即成。

吃法 早晚分食。

功用 清热利湿、平肝降脂。适用于各型高脂血症，对肝肾阴虚、阴虚阳亢型高脂血症患者尤为适宜。

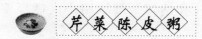

芹菜陈皮粥

材料 芹菜 150 克，陈皮 5 克，粟米 100 克。

做法 将新鲜芹菜择洗干净，除去根，叶及叶柄切成粗末备用；陈皮洗净后晒干，研成细末待用。粟米淘洗干净，放入沙锅内，加水适量，大火煮沸后改用小火煮 30 分钟，加入芹菜粗碎末，拌匀，小火煮至沸，加陈皮粉末搅拌匀即成。

吃法 早晚分食。

功用 平肝清热、利湿降脂。适用于各型高脂血症，对脾虚湿盛、湿热内蕴型高脂血症患者尤为适宜。

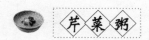

芹菜粥

材料 芹菜 60 克，粳米 100 克。

做法 将鲜芹菜洗净切碎，与淘洗干净的粳米一同入锅内，加适量清水，用大火煮开后转用小火熬煮成稀粥即成。

吃法 早晚分食。

功用 平肝清热、利湿降脂。适用于各型高脂血症，对湿热内蕴型高脂血症患者尤为适宜。

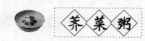 **荠菜粥**

材料 荠菜 150 克，粟米 100 克。

做法 将鲜荠菜拣杂，洗净，连根、茎切碎，剁成细末备用。将粟米淘洗干净，放入沙锅内，加水适量，大火煮沸后改用小火煮 30 分钟，调入荠菜细末，拌和均匀，继续用小火煮至粟米熟烂即成。

吃法 早晚分食。

功用 温中补虚，通脉降脂。适用于各型高脂血症，对脾虚湿盛、气滞血瘀型高脂血症患者尤为适宜。

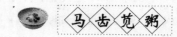 **马齿苋粥**

材料 马齿苋 150 克，蒲黄粉 10 克，粟米 100 克。

做法 将鲜马齿苋拣杂、洗净，切碎后盛入碗中备用。将粟米淘洗干净，放入沙锅内，加水适量，大火煮沸后改用小火煮 30 分钟，加切碎的鲜马齿苋拌和均匀，继续煨煮至粟米熟烂，待粥将成时，调入蒲黄粉再煮至沸即成。

吃法 早晚分食。

功用 清热解毒，散瘀降脂。适用于各型高脂血症，对肝火炽盛、气滞血瘀型高脂血症患者尤为适宜。

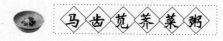 **马齿苋荠菜粥**

材料 马齿苋 250 克，荠菜 30 克，粳米 100 克。

做法 将鲜马齿苋去杂，洗净，切碎；荠菜去杂，洗净。粳米淘洗净，放入沙锅内，加入适量水，用大火煮沸后转用小火煮至粥熟时，加入马齿苋与荠菜再煮几沸即成。

高脂血症
GAOZHIXUEZHENGHELIYONGYAOYUSHILIAO
合理用药与食疗

吃法 早晚分食。

功用 清热解毒，散瘀降脂。适用于各型高脂血症，对肝火炽盛、气滞血瘀型高脂血症患者尤为适宜。

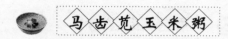

马齿苋玉米粥

材料 鲜嫩马齿苋 15 克，玉米糁 100 克，精盐适量。

做法 将鲜马齿苋洗净切碎。玉米糁淘洗干净后入锅内，加水 500 毫升，用大火煮开后转用小火煮至粥成时，加入马齿苋和精盐，稍煮即成。

吃法 早晚分食。

功用 清热解毒，散瘀降脂。适用于各型高脂血症，对肝火炽盛、气滞血瘀型高脂血症患者尤为适宜。

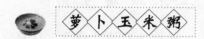

萝卜玉米粥

材料 萝卜 200 克，玉米糁 100 克，精盐适量。

做法 将鲜萝卜洗净，切碎，与玉米糁置于锅内，加水适煮成稀粥，再以精盐调味即成。

吃法 早晚分食。

功用 化痰止咳，清热止渴，通脉降脂。适用于各型高脂血症。

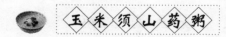

玉米须山药粥

材料 玉米须 50 克，山药 100 克，粟米 50 克。

做法 将玉米须洗净，晒干或烘干，研成极细末备用。将鲜山药洗净，去皮切成黄豆样小丁，与淘净的粟米同入沙锅内，加水浸泡片刻，大火煮沸后改用小火煮，粥将成时调入玉米须末，拌和均匀，继续以小火煮 10 分钟即成。

吃法 早晚分食。

功用 清热解毒，滋阴降脂。适用于各型高脂血症。

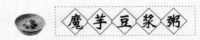
魔芋豆浆粥

材料 豆浆 150 毫升，魔芋精粉 2 克，粟米 50 克。

做法 将粟米淘洗干净，放入沙锅，加水适量，大火煮沸后改用小火煮成稠粥，粥将成时调入魔芋精粉及豆浆，搅拌均匀，再煮至沸即成。

吃法 每日清晨，空腹时温服，可代替早餐。

功用 补虚益气，润燥降脂。适用于各型高脂血症。

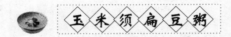
玉米须扁豆粥

材料 玉米须 50 克，扁豆 100 克，粟米 50 克。

做法 将玉米须洗净，晒干或烘干，研成细末备用。将扁豆洗净，与淘净的粟米同入沙锅内，加水浸泡片刻，大火煮沸后改用小火煮，粥将成时调入玉米须末，拌和均匀，继续以小火煮 10 分钟即成。

吃法 早晚分食。

功用 清热解毒，健脾降脂。适用于湿热内蕴型高脂血症。

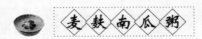
麦麸南瓜粥

材料 南瓜 250 克，麦麸、粟米各 50 克。

做法 将青嫩南瓜洗净，切成小块，入锅内，加水煮至六成熟时，调入洗净的粟米，煮沸后，加麦麸，充分拌和均匀，煮至粟米熟烂即成。

吃法 早晚分食。

功用 滋阴补肾，健脾止渴，降血脂。适用于各型高脂血症。

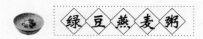

材料 燕麦片 100 克，绿豆 50 克。

做法 将绿豆去杂洗净，放入锅中，加水适量，煮至绿豆熟烂开花，下入燕麦片，搅匀即成。

吃法 早晚分食。

功用 消食降暑，清热降脂。适用于各型高脂血症。

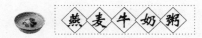

材料 燕麦片 150 克，牛乳 250 毫升。

做法 锅内加水适量煮沸，倒入燕麦片、牛奶再煮沸，用勺不断搅拌即成。

吃法 早晚分食。

功用 补气养阴，润肠降脂。适用于各型高脂血症，对伴有习惯性便秘者尤为适宜。

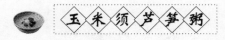

材料 玉米须 200 克，芦笋、薏苡仁、粟米各 50 克。

做法 将鲜芦笋拣杂，洗净，切碎后盛入碗中备用；再将玉米须洗净，切成碎小段，放入双层纱布袋中，扎紧袋口，与洗干净的薏苡仁、粟米同放入沙锅内，加水适量，大火煮沸后，改用小火煮 30 分钟，取出玉米须纱布袋，滤尽药汁；然后调入切碎的芦笋，继续用小火煮至薏苡仁、粟米熟烂，粥黏稠即成。

吃法 早晚分食。

功用 清热利湿，降血脂。适用于各型高脂血症。

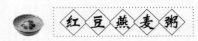

材料 燕麦片 100 克，红小豆 50 克。

做法 将红小豆去杂，洗净放锅内，加水适量，煮至红小豆熟烂开花，下入燕麦片搅匀即成。

吃法 早晚分食。

功用 消食降脂，清热减肥。适用于各型高脂血症。

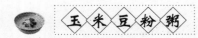

材料 玉米面、黄豆粉各 100 克，精盐适量。

做法 先将黄豆粉用温水泡透，搅成稀糊；再将玉米面用温水调匀；然后将两种糊合在一起，倒入沸水锅内，边倒边搅动，开锅后，用小火煮至黏稠，出锅加入精盐即成。

吃法 早晚分食。

功用 健脾益气，清热解毒，祛脂降压。适用于各型高脂血症，对伴有糖尿病、高血压病者尤为适宜。

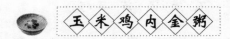

材料 玉米 100 克，红小豆 50 克，鸡内金 15 克。

做法 先将鸡内金研为细末；然后将红小豆、玉米洗净入锅，加水适量，按常法煮粥，粥熟时加入鸡内金末调匀即成。

吃法 早晚分食。

功用 健脾养血，消食调脂。适用于各型高脂血症，对伴有慢性

高脂血症
GAOZHIXUEZHENGHELIYONGYAOYUSHILIAO
合理用药与食疗

胃炎、胃下垂、胃肠神经官能症、慢性肠炎等患者尤为适宜。

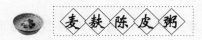

麦麸陈皮粥

材料 麦麸 30 克，陈皮 10 克，粟米 100 克。

做法 将麦麸、陈皮拣杂，晒干或烘干，研成极细末待用。将粟米淘洗干净，放入沙锅，加水适量，大火煮沸，改用小火煨煮 30 分钟，调入麦麸、陈皮细末，拌和均匀，继续用小火煮至粟米酥烂、粥稠即成。

吃法 早晚分食。

功用 健脾理气，和血降脂。适用于各型高脂血症。

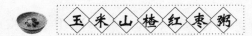

玉米山楂红枣粥

材料 玉米 50 克，山楂 10 克，红枣 15 枚，粟米 100 克。

做法 将玉米拣杂洗净，用冷开水泡发，研成玉米浆粉，备用。将粟米淘洗干净，放入沙锅，加水适量，浸泡 30 分钟，与洗干净的红枣一起用中火煮沸，调入玉米浆粉，拌和均匀，改用小火煮 1 小时，待粟米熟烂，粥黏稠时，调入捣烂的山楂，继续用小火煮至沸即成。

吃法 早晚分食。

功用 调中开胃，补虚降脂。适用于各型高脂血症。

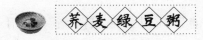

荞麦绿豆粥

材料 荞麦、绿豆各 100 克，大米 50 克，小茴香、精盐、味精各适量。

做法 将荞麦、绿豆、大米、小茴香分别去杂洗净，将以上原料一起放入沙锅内，加水适量，用大火煮沸后，改小火煮成粥，加入精盐、味精拌匀，再稍煮片刻即成。

吃法 早晚分食。

功用 清热调脂，健脾除湿。适用于各型高脂血症，对伴有暑热症、糖尿病、疖疔疮肿、自汗、盗汗等患者尤为适宜。

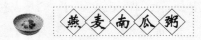

材料 南瓜 200 克，燕麦片 100 克。

做法 将青嫩南瓜洗净，剖开去籽，切成小丁块，入锅内，加水煮至半熟，撒入燕麦片，搅拌均匀，以小火再煮至沸，继续煮 10 分钟即成。

吃法 早晚分食。

功用 补虚健脾，降糖止渴，降血脂。适用于高脂血症、高血压病、动脉硬化、糖尿病等。

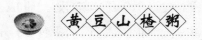

材料 黄豆 75 克，山楂 50 克，大米 100 克。

做法 将黄豆用清水浸泡 10 小时；山楂洗净去核备用。大米洗净，与泡好的黄豆、山楂一同放入锅内，加入适量清水，用大火煮开，转小火煮至米黏豆烂即成。

吃法 早晚分食。

功用 健脾益气，消食开胃，散瘀降脂。适用于各型高脂血症，对伴有、慢性胃炎、贫血、动脉硬化症、高血压病等患者尤为适宜。

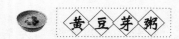

材料 黄豆芽 100 克，大米 150 克。

做法 将黄豆芽与大米淘洗干净，一同放入沙锅内，加水适量，用大火煮开后转用小火煮成稀粥即成。

吃法 早晚分食。

功用 清热调脂，利尿通便。适用于各型高脂血症，对伴有感冒头痛、慢性咽炎、尿路感染、慢性前列腺炎、习惯性便秘等病症者尤为适宜。

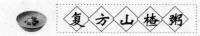

复方山楂粥

材料 山楂20克，三七粉3克，大米100克，蜂蜜30毫升。

做法 将鲜山楂（连核）洗净，切片研碎，入锅内加水浓煎2次，每次30分钟，合并2次煎液。然后将粳米淘净后入锅内，加水适量煮成稠粥，粥将成时加入山楂煎液、三七粉、蜂蜜，边加边搅，拌匀后煮沸即成。

吃法 早晚分食。

功用 健胃利肠，和血通瘀。适用于各型高脂血症，对伴有慢性胃炎、胃窦炎等患者尤为适宜。

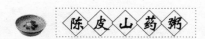

陈皮山药粥

材料 陈皮15克，山药、半夏各10克，粳米100克。

做法 将陈皮、半夏煎取药汁，去渣后加入淘洗干净的粳米、山药，加水适量，用大火煮开后转用小火煮成稀粥即成。

吃法 早晚分食。

功用 理气止痛，补脾降脂。适用于各型高脂血症。

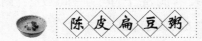 **陈皮扁豆粥**

材料 陈皮 30 克，白扁豆 50 克，粳米 100 克。

做法 将陈皮洗净切丝，与洗净的粳米、白扁豆同入锅内，加水适量，煮成稠粥即成。

吃法 早晚分食。

功用 扶脾止泻，降压降脂。适用于各型高脂血症。

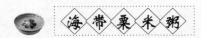 **海带粟米粥**

材料 海带 50 克，粟米 100 克，精盐、味精各适量。

做法 先将水发海带洗净，剁成碎末，盛入碗中。再将粟米淘洗干净，放入沙锅内，加适量水，大火煮沸后改用小火煮 30 分钟，调入海带碎末，搅拌均匀，继续煮 20 分钟，待粟米熟烂后，加精盐、味精即成。

吃法 早晚分食。

功用 清热解毒，补虚止渴，降血脂。适用于各型高脂血症。

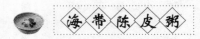 **海带陈皮粥**

材料 海带、粟米各 100 克，陈皮 15 克。

做法 先将水发海带用水漂洗干净，切成碎末。再将粟米淘洗干净，放入锅内，加水适量，煮沸后加入陈皮、海带，不时地搅动，用小火煮至粥稠即成。

吃法 早晚分食。

功用 降脂化痰，清热利水。适用于各型高脂血症。

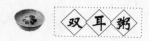

双耳粥

材料 黑木耳 30 克，银耳 20 克，粟米 100 克。

做法 将水发黑木耳、银耳拣杂，洗净，用刀剁成双耳糜备用。将粟米淘洗干净，放入沙锅内，加水适量，大火煮沸，调入双耳糜拌匀，改用小火煮 1 小时，待粟米和双耳糜熟烂，粥稠即成。

吃法 早晚分食。

功用 滋阴补血，通脉降脂。适用于各型高脂血症。

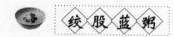

绞股蓝粥

材料 绞股蓝 15 克，粟米 100 克，红糖 10 克。

做法 将绞股蓝拣杂，洗净切碎，放入纱布袋中扎口。然后将粟米淘净后，放入沙锅内，加水适量，先用大火煮沸，加入绞股蓝药袋，继续用小火煮 30 分钟，取出药袋，再用小火煮至粟米熟烂，调入红糖拌匀即成。

吃法 早晚分食。

功用 益气补脾，化痰降脂。适用于各型高脂血症，对伴有免疫功能低下者尤为适宜。

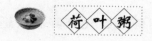

荷叶粥

材料 荷叶细末 15 克，粟米 100 克，红枣 10 枚，红糖 15 克。

做法 将红枣、粟米拣杂，淘洗干净，放入沙锅内，加水适量，大火煮沸后，改用小火煮 30 分钟，调入荷叶细末，继续用小火煮至粟米熟烂粥稠时，加入红糖拌匀即成。

吃法 早晚分食。

功用 补虚益气，通脉散瘀，降血脂。适用于各型高脂血症，对伴有肥胖症者尤为适宜。

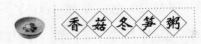

材料 水发香菇、冬笋、青豆各 25 克，熟火腿 50 克，糯米 100 克，料酒、胡椒粉、香油、葱末、肉汤各适量。

做法 将火腿、冬笋切成青豆大小；糯米淘洗干净，放入锅内，加入肉汤，上大火煮开后加入火腿、冬笋、水发香菇、青豆、料酒、葱末、姜末，用小火煮成粥，调入胡椒粉、香油即成。

吃法 早晚分食。

功用 益气养血，滋肾调脂，健脾开胃。适用于各型高脂血症患者。

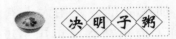

材料 决明子 30 克，粟米 100 克，精盐适量。

做法 将决明子洗净、晒干或烘干，捣碎后研成细末；然后将粟米淘洗干净，放入沙锅内，加水适量，大火煮沸后，加入决子明细末，改用小火煮至粟米熟烂，粥将成时调入精盐，拌和均匀即成。

吃法 早晚分食。

功用 清火降浊，明目降压，化痰降脂。适用于各型高脂血症，对伴有高血压病患者尤为适宜。

高脂血症患者的菜肴

——┃芹菜凉拌苦瓜 ┃▓▓

【材料】芹菜 250 克，苦瓜 150 克，精盐、鸡精、香油、酱油、香醋各适量。

【做法】将新鲜芹菜去根、叶，洗净，放入沸水锅焯一下，取出，切成 3 厘米长的小段，码入盘碗内备用；将苦瓜用水洗净，剖开，去籽，切成薄片，入沸水锅中焯一下，捞出，沥去水分，铺放在芹菜段上；另取一碗，放入精盐、鸡精、香油、酱油、香醋，拌和成调味汁液，浇在苦瓜片上，拌匀即成。

【吃法】适量服食。

【功用】清热平肝，降低血脂。适用于肝火炽盛型高脂血症。

——┃芹菜拌面筋 ┃▓▓

【材料】芹菜 400 克，面筋 50 克，植物油、精盐、鸡精、食醋、姜末、麻油各适量。

【做法】先将芹菜洗净，放入开水锅内焯水后用凉水过凉，沥干水分；再将面筋切成0.7厘米粗、4厘米长的条，然后将炒锅上火，放入植物油，放入面筋炸至金黄色时捞出；最后将精盐、食醋、鸡精、姜末、香油、酱油放入芹菜中拌匀，放上炸好的面筋即成。

【吃法】适量服食。

【功用】清热生津，平肝降脂。适用于肝火炽盛型高脂血症。

魔芋黄瓜

【材料】魔芋精粉3克，黄瓜250克，精盐、鸡精、蒜泥、葱末、姜末、麻油各适量。

【做法】先将黄瓜洗净，用沸水冲洗黄瓜表面，剖开后去籽，切成薄片，放入大碗中，加精盐腌渍片刻，取出，码放在盘形碗中，加酱油、鸡精、蒜泥、葱末、姜末及香油拌和；再将魔芋精粉加入，拌和均匀即成。

【吃法】适量服食。

【功用】除热解毒，利水止渴，降低血脂。适用于各型高脂血症，对伴有糖尿病、瘙痒、疖痈等症患者尤为适宜。

黄瓜拌腐竹

【材料】腐竹300克，黄瓜200克，花椒油、精盐、味精、葱末、姜丝各适量。

【做法】将水发腐竹切成2~3厘米长的段，用开水烫一下；黄瓜洗净，去蒂，切成片；将腐竹段放入盘内，黄瓜片放在腐竹上面，加入葱末、姜丝、精盐、味精、花椒油，拌匀即成。

【吃法】适量食用。

【功用】清热生津，补虚降脂，解毒利尿。适用于各型高脂血症。

芹菜拌腐竹

【材料】芹菜 500 克，腐竹 100 克，麻油，精盐，味精各适量。

【做法】将芹菜择洗干净，切成 3~4 厘米长的段，放入沸水中烫熟，投凉水中，取出控净水分；水发腐竹切成 3~4 厘米长的段，用开水烫一下，放入芹菜中，加入精盐、香油、味精，拌匀即成。

【吃法】适量食用。

【功用】清心降压，降低血脂。适用于各型高脂血症，对肝火炽盛型高脂血症患者尤为适宜。

 芹菜叶拌香干

【材料】芹菜叶 250 克，五香豆腐干 100 克，精盐、白糖、酱油、味精、麻油各适量。

【做法】将芹菜叶洗净，放在开水中焯一下，捞出放入冷水中过凉，沥干水分后装盘。豆腐干切成丝放在芹菜叶上，加入精盐、白糖、味精、酱油、香油，拌匀即成。

【吃法】适量食用。

【功用】清心降压，降低血脂。适用于各型高脂血症，对肝火炽盛型高脂血症患者尤为适宜。

莴苣叶拌香干丝

【材料】嫩莴苣叶 200 克，香干 100 克，精盐、白糖、食醋、酱油、味精、香油各适量。

【做法】先将嫩莴苣叶洗净，切成丝，放盘中；再将香干洗净切成丝，放在开水锅中烫一下捞出，沥干水分，放于莴苣叶上，依次加入白糖、食醋、酱油、精盐、味精、香油，拌匀即成。

【吃法】适量食用。

【功用】清心降压，降低血脂。适用于各型高脂血症，对肝火炽盛型高脂血症患者尤为适宜。

凉拌三片

【材料】莴苣 250 克，胡萝卜 200 克，竹笋 100 克，精盐、酱油、食醋、香油各适量。

【做法】先将莴苣、胡萝卜去皮，用水洗净，切成薄片，再用沸水烫一下，捞出待用；再鲜嫩竹笋（罐头笋片也可）先煮熟，捞出待用。然后将莴苣片、胡萝卜片、笋片拌在一起，浇入用精盐、酱油、食醋、香油兑成的调味汁，拌匀即成。

【吃法】适量食用。

【功用】清肝降脂。适用于各型高脂血症，对伴有高血压病患者尤为适宜。

炝三丝

【材料】腐竹 150 克，香菇、胡萝卜各 75 克，精盐、味精、麻油、姜丝、胡椒粉各适量。

【做法】先将腐竹切成细丝，水发香菇洗净切成细丝，胡萝卜去皮切成细丝，分别用沸水煮熟过凉，加入调料拌匀；再将香油烧热，投入生姜丝煸出香味，倒入三丝里拌匀即成。

【吃法】适量食用。

【功用】清肝降脂。适用于各型高脂血症，对伴有高血压病患者尤为适宜。

拌素什锦

【材料】冬笋、黄瓜、玉米笋、香菇、鲜蘑、青菜心各 100 克，胡萝卜 50 克，植物油、精盐、味精、胡椒粉、花椒各适量。

【做法】先将冬笋切片，黄瓜、胡萝卜切条，水发香菇、鲜蘑大个改刀，小个整用。青菜心洗净；然后将各种原料按料按性质分别下沸水锅焯一下，捞出过凉，放精盐腌一下，将汤控去。最后炒锅上火，放入植物油，将花椒炸透捞出，剩下的花椒油晾凉后同其他调料一起放入菜中，拌匀即成。

【吃法】适量食用。

【功用】清热解渴，健脾降脂。适用于各型高脂血症。

 蒜头拌海带

【材料】大蒜头 30 克，海带 30 克，精盐、味精、红糖、香油各适量。

【做法】将海带放入清水中浸泡 12 小时，适时换 1~3 次水，并漂洗干净后，切成细丝，放入碗中；然后将大蒜剥去外皮，取瓣用水洗净、切碎，剁成大蒜泥糊，调和在海带丝中，加精盐、味精、红糖拌和均匀，淋入香油即成。

【吃法】适量食用。

【功用】解毒减肥，降脂降压。适用于各型的高脂血症，对伴发高血压病、肥胖症者尤为适宜。

蒜汁拌马齿苋

【材料】马齿苋 300 克，大蒜头 60 克，红糖、精盐、味精、香油各适量。

【做法】将大蒜头剥去外皮，掰成蒜瓣，切碎，剁成茸，加适量温开水，压榨取大蒜汁备用；取汁后的大蒜茸渣勿弃，可作配料待用。将新鲜马齿苋拣杂、洗净，入沸水锅中焯一下，待软即取出，投入凉开水中过凉，捞出，沥去水分，切成段，码放在碗内，在马齿苋段上撒布蒜茸渣；另碗放入蒜汁，加精盐、味精、麻油、红糖等，拌和成蒜汁调料，浇在马齿苋上即成。

【吃法】适量食用。

【功用】下气消谷，散血消肿，降低血脂。适用于各型高脂血症。

白菜拌海带

【材料】白菜 300 克，海带 100 克，精盐、味精、香油各适量。

【做法】先将海带、白菜切成丝；再在锅中加水煮开后将白菜、海带分别焯水捞出，用冷开水冲一下，挤净水分；然后白菜丝中加入精盐、香油、味精拌和，装盘时将海带丝放在白菜丝上面，拌匀即成。

【吃法】适量食用。

【功用】消痰软坚，清热降脂。适用于各型高脂血症。

豆腐拌黄瓜丝

【材料】豆腐 2 块，黄瓜 500 克，香菜末、香油、酱油、食醋、精盐、味精、蒜泥、辣椒油、麻酱各适量。

【做法】先将豆腐投入沸水中煮透，捞出冲凉，切成丝；黄瓜切成细丝；然后将豆腐丝、黄瓜丝和香菜末装入汤盆里，加入香油、酱油及其他调料，拌匀即成。

【吃法】适量食用。

【功用】生津降脂，健脾和胃。适用于各型高脂血症。

马齿苋拌腐竹

【材料】马齿苋 200 克，腐竹 50 克，精盐、香油、酱油、姜末、蒜蓉、味精各适量。

【做法】将鲜马齿洗净，切成段，水发腐竹切成段；再分别用沸水焯一下，用凉开水过凉，沥净水，然后装盘，加入精盐、酱油、姜末、蒜蓉、香油、味精，拌匀即成。

【吃法】适量食用。

【功用】健脾清肠，降脂降糖。适用于各型高脂血症。

 凉拌苜蓿

【材料】苜蓿 250 克，精盐、酱油、味精、香油各适量。

【做法】将苜蓿去杂洗净，放入沸水锅中焯一下，捞出后再过几次水，沥干，切碎放盘内，加入精盐、酱油、味精、香油，拌匀即成。

【吃法】适量食用。

【功用】健脾利肠，扶正降脂。适用于各型高脂血症，对伴有习惯性便秘患者尤为适宜。

 糖醋大蒜头

【材料】大蒜头 500 克，红糖 500 克，米醋 500 毫升。

【做法】将大蒜头洗净，沥水后放入大口瓶内，加红糖拌和，放入米醋，加盖，摇动大口瓶，每日摇动 1~2 次，浸泡 10 日即成。

【吃法】每日 2 次，每次连皮嚼 1 个蒜头（6~7 瓣）。

【功用】化积降浊，降脂降压。适用于各型的高脂血症，对伴有高血压病患者尤为适宜。

 洋葱炒牛肉丝

【材料】洋葱 150 克，牛肉 100 克，湿淀粉、植物油、葱末、姜末、酱油、精盐、味精各适量。

【做法】将洋葱剥去外皮，切去根头，洗净后用温开水冲一下，切成丝备用；牛肉洗净后剖薄片，横切成细丝，放入碗中用湿淀粉抓芡待用。炒锅置火上，加植物油烧至六成热，加葱末、姜末煸炒出香，放入抓芡的牛肉丝，烹入料酒，不断翻炒，待牛肉丝稍熟加洋葱丝同炒，至牛肉丝熟后加酱油、精盐、味精，熘匀即成。

【用法】适量食用。

【功效】补虚益气，清热利湿，降低血脂。适用于各型高脂血症，对脾虚湿盛型高脂血症及伴发冠心病患者尤为适宜。

🥘 —— 芹菜炒牛肉丝 ▌▐▐▌

【原料】芹菜 200 克，牛肉 100 克，姜片、香油、淀粉、精盐、酱油各适量。

【制作】将芹菜择叶、根，洗净，加少许精盐在水中浸泡约 10 分钟后切段；牛肉洗净后切丝，加香油，与淀粉、酱油拌匀，放置 5 分钟。炒锅内放植物油烧热后，入生姜片略炒即可加入牛肉丝，用快火炒成七分熟，取出，将芹菜以大火快炒，倒入炒好的肉丝，加精盐拌匀即成。

【用法】适量食用。

【功效】补虚益气，清热降脂。适用于各型高脂血症。

🥘 —— 素炒洋葱丝 ▌▐▐▌

【原料】洋葱 300 克，精盐、料酒、酱油、食醋、植物油各适量。

【制作】先将洋葱去根，剥去外壳，洗净切成丝。然后炒锅上火，放植物油烧热，放入洋葱丝煸炒，烹入料酒，加入酱油、精盐，继续煸炒，淋入食醋，推匀出锅即成。

【用法】适量服食。

【功效】清热化痰，活血降脂。适用于各型高脂血症。

🥘 —— 芹菜炒鳝丝 ▌▐▐▌

【材料】芹菜 200 克，香干 50 克，黄鳝丝 150 克，植物油、葱末、姜末、料酒、酱油、精盐、鸡精、鲜汤各适量。

【做法】先将芹菜去叶，洗净后切成段，用开水焯过；再将香干洗净，剖片后切成丝；然后将黄鳝丝洗净，切成段，放入烧至六成热的植物油锅中煸炒，加葱末、姜末熘炒出香，加料酒，翻炒后加入芹菜段、香干丝，急火翻炒片刻，加酱油、精盐、鸡精及鲜汤，大火快炒几下即成。

【吃法】适量食用。

【功用】清热利湿，平肝降压，降低血脂。适用于阴虚阳亢型高脂血症，对伴有高血压病患者尤为适宜。

 芹菜腐竹炒瘦肉

【材料】芹菜 200 克，腐竹、猪瘦肉各 50 克，植物油、姜末、葱末、料酒、精盐、鸡精、酱油、鲜汤各适量。

【做法】将水发腐竹入沸水锅中焯透，切成 3 厘米长的小段；猪肉洗净后切成薄片，盛入碗中；芹菜择洗干净，去叶后切成段。炒锅置火上，加植物油烧至六成热时加葱末、姜末煸炒出香，加肉片熘炒，烹入料酒，加腐竹及芹菜，不断翻炒，加鲜汤，酱油、精盐、鸡精，再炒至肉片熟烂即成。

【吃法】适量食用。

【功用】清热润燥，平肝潜阳，益气降脂。适用于阴虚阳亢型高脂血症，对伴有高血压患者尤为适宜。

 首蓿豆腐皮

【材料】首蓿 300 克，豆腐皮 150 克，蒜茸 20 克，精盐、味精、料酒、白醋、香油各适量。

【做法】先将鲜首蓿择洗净，入沸水锅中焯熟，捞出沥水，码放于盘中；再把豆腐皮洗净，切成细丝，入沸水锅中焯透，捞出沥水，放于苜蓿上；然后将蒜茸、精盐、味精、料酒、白醋置碗里搅匀，浇于苜蓿豆皮上，淋上香油，食用时拌匀即成。

【吃法】适量食用。

【功用】益气补血，降低血脂。适用于各型高脂血症，对伴有肥胖症患者尤为适宜。

 ── 马齿苋炒黄豆芽

【材料】马齿苋 100 克，黄豆芽 250 克，植物油、精盐、味精、酱油、湿淀粉各适量。

【做法】将马齿苋、黄豆芽分别去杂洗净；炒锅上火，放植物油烧至七成热，放入黄豆芽翻炒，至七成熟时，放入用沸水焯过的马齿苋；再加入适量水焖熟，加精盐、味精、酱油调味，再用湿淀粉勾芡即成。

【吃法】适量食用。

【功用】清热解毒，活血降脂。适用于各型高脂血症，对伴有肥胖症患者尤为适宜。

── 生煸苜蓿

【材料】苜蓿 300 克，大蒜 10 克，植物油 50 毫升，白酒 5 毫升，精盐、味精各适量。

【做法】先将鲜嫩苜蓿择洗净，沥净水分；大蒜去皮洗净，切成小片。炒锅上火，放植物油烧至六成热，放入大蒜片炸至金黄色出香味时，放入苜蓿翻炒几下，加入精盐、白酒再炒几下，撒上味精调味即成。

【吃法】适量食用。

【功用】清热利尿，降低血脂。适用于各型高脂血症，对伴有肥胖症患者尤为适宜。

清炒马齿苋

【材料】鲜马齿苋500克，葱末、蒜末各10克，精盐、味精、料酒、香油、植物油各适量。

【做法】将马齿苋择洗干净，切段。炒锅上大火，放植物油烧至七成热，下葱末、蒜茸煸香，烹入料酒，下马齿苋翻炒至刚断生，加入精盐、味精炒匀，淋上香油，装盘即成。

【吃法】适量食用。

【功用】清热解毒，降脂减肥。适用于各型高脂血症，对伴有肠炎、肥胖症者尤为适宜。

 青菜炒平菇

【材料】青菜300克，平菇50克，海米15克，白糖、姜片、料酒、植物油、香油、精盐、味精各适量。

【做法】将青菜切段，放植物油烧热，先下姜片炝锅，再下海米煸炒，再放入青菜炒透，然后加入平菇稍炒，加入料酒、精盐、白糖、味精，煸炒至熟，淋上香油即成。

【吃法】适量食用。

【功用】消肿降脂。适用于各型高脂血症。

 冬笋炒黄瓜

【材料】冬笋200克，黄瓜25克，植物油、白糖、味精、精盐、淀粉各适量。

【做法】先将冬笋、黄瓜分别切成片；再将冬笋片用开水焯一下，捞出；然后将炒锅上火，放植物油烧至七成热，下冬笋片；黄瓜片翻炒，加水少许，下白糖、精盐、味精，颠炒，用湿淀粉勾芡，出锅即成。

【吃法】适量食用。

【功用】解渴降脂，健脾益气。适用于各型高脂血症。

葱油笋尖

【材料】竹笋500克，精盐、味精、葱末、香油、植物油各适量。

【做法】将鲜竹笋去老根，留下笋尖，切成小滚刀块待用。炒锅上火，加油烧至三成热，投入笋尖划油成熟，捞出沥油，装在盘中；另取锅加麻油烧热，投入葱末、精盐、味精，调成葱油汁，浇在笋尖上即成。

【吃法】适量食用。

【功用】健胃消食，减肥降脂。适用于各型高脂血症，对伴有肥胖症者尤为适宜。

荠菜炒冬笋

【材料】荠菜250克，冬笋200克，葱末、姜丝、精盐、味精、鲜汤、香油、植物油各适量。

【做法】先将荠菜去须根洗净，放入沸水中焯一下，控干水分；再将冬笋切成丝，放入沸水中焯过，捞入凉开水中浸泡，捞出控水；然后炒锅上大火，放植物油烧至七成热，下葱末、姜丝煸香，放入荠菜、冬笋煸炒，再加精盐、鲜汤、味精，开锅后淋入香油即可。

【吃法】适量食用。

【功用】清热止血，减肥降脂。适用于各型高脂血症。

马齿苋炒牛肉干

【材料】马齿苋400克，牛肉干25克，植物油、鲜汤、精盐各适量。

【做法】先将鲜马齿苋择洗干净，牛肉干用刀背拍松；再将油锅烧热，放植物油烧至七成热，将牛肉干炸至金黄酥松，捞起沥油；然后在油锅留少许底油，烧至四五成热，投入洗净的马齿苋，翻炒，并放入精盐、鲜汤，待水将干时盛起装盘，再将炸松的牛肉干放在马齿苋上即成。

【吃法】适量食用。

【功用】清热降脂。适用于各型高脂血症。

 韭菜炒干丝

【材料】韭菜 250 克，白豆腐干 1 块，精盐、味精、植物油各适量。

【做法】先将白豆腐干切成片，再横刀切成约 3 厘米长的丝，放入开水锅中焯一下，捞出沥净水；韭菜择洗干净，切成约 3 厘米长的段；然后炒锅上火，放植物油，油热后倒入白豆腐干丝煸炒片刻，起锅装入碗中；最后原锅重新上火，下植物油，待油烧至八成热时，倒入韭菜，下精盐急炒几下，再将碗中的白豆腐干丝倒入，下味精，迅速翻炒几下，出锅装盘即成。

【吃法】适量食用。

【功用】健脾暖胃，散瘀降脂。适用于各型高脂血症。

 韭菜炒绿豆芽

【材料】韭菜 150 克，绿豆芽 400 克，精盐、味精、植物油、姜丝各适量。

【做法】先将韭菜择洗干净，切成约 3 厘米长的段；再将绿豆芽摘去根须，洗净，沥干水。炒锅上火，放植物油，油热后用姜丝炝锅，倒入绿豆芽翻炒至断生，加少许精盐，翻锅即盛起；然后炒锅重新上火，放植物油，待油烧至七成热，用精盐炝锅，立即倒入韭菜急炒几下，再倒入绿豆芽，加味精，迅速翻炒几下，出锅装盘即成。

【吃法】适量食用。

【功用】散瘀解毒，降低血脂。适用于各型高脂血症。

◆ 炸洋葱 ▮▮▮

【材料】洋葱 250 克，精盐、面粉、植物油、味精各适量。

【做法】将洋葱头除去外皮，洗净后，整个洋葱头横切成圆盘状，放入盘碗内，撒入精盐、面粉拌匀待用。锅置火上，加植物油，中火烧至四成热，下葱头片炸数分钟，炸至将熟时改用大火稍炸，捞出控净油，拌入精盐、味精，盛入碗中即成。

【吃法】适量食用。

【功用】活血化痰，降脂降压。适用于各型高脂血症，对气滞血瘀型高脂血症及伴有冠心病、高血压病患者尤为适宜。

◆ 麻辣葱片 ▮▮▮

【材料】洋葱 500 克，精盐、味精、辣椒油、花椒末、香油各适量。

【做法】将洋葱剥除外皮，洗净后切成片状，放入沸水锅中焯一下，捞出控净水分，放凉待用。另取一碗，加精盐、味精、辣椒油、花椒末拌和均匀，加入焯后的洋葱片混和后，淋入香油即成。

【吃法】适量食用。

【功用】活血解毒，化痰降脂。适用于各型高脂血症，对伴有高血病、糖尿病患者尤为适宜。

◆ 蒜薹炒豆腐干 ▮▮▮

【材料】蒜薹 250 克，豆腐干 200 克，植物油、精盐、味精、花椒粉各适量。

【做法】先将蒜薹去杂洗净，切成段，豆腐干切丝，放在开水锅里烫一下，捞出控净水，放在小盆内；再将锅上火放植物油，油热后放入花椒粉，下入豆腐干丝，加水适量，将豆腐干丝炒拌开，待汤汁炒干出锅；然后炒锅再上火，放植物油烧热，将蒜薹投入锅内，煸炒几下，下豆腐干丝，加入精盐、味精，炒拌均匀即成。

【吃法】适量食用。

【功用】益气降脂，解毒行滞。适用于各型高脂血症。

洋葱胡萝卜

【材料】胡萝卜、洋葱各 150 克，食醋、熟猪油、香油、精盐各适量。

【做法】将胡萝卜、洋葱分别洗净，切成细条。炒锅上火，烧热后加入熟猪油，烧热后放入胡萝卜、洋葱条炒至七成熟时，加入香油、精盐，食醋调味即成。

【吃法】适量食用。

【功用】健胃消食，降低血脂。适用于各型高脂血症。

洋葱叉烧肉

【材料】洋葱 1 个，叉烧肉 100 克，鸡蛋 1 只，精盐、料酒、植物油各适量。

【做法】将洋葱剥去外皮，洗净切成丝；叉烧肉切成丝。鸡蛋清打入碗内，加入精盐、料酒调匀。炒锅上火，放植物油烧热，下入洋葱丝炒至变软，盛出晾凉，与叉烧肉丝同放入盛鸡蛋清的碗内调匀；再将炒锅上火，放植物油烧热，倒入调好鸡蛋清的叉烧肉丝和洋葱丝，煎至两面微黄即成。

【吃法】适量食用。

【功用】温阳补虚，降低血脂。适用于各型高脂血症。

﹦生菜胡萝卜卷 ▌▋█

【材料】胡萝卜、生菜各 250 克，精盐、味精、淀粉、香油各适量。

【做法】先将生菜叶洗净，用 70℃水略烫；再将胡萝卜洗净，切成细丝，用精盐略腌，投入沸水锅中略烫，捞出过凉，沥净水分，加精盐、味精、香油、淀粉拌匀；然后将生菜铺开，放入适量胡萝卜丝，卷成卷，再上笼蒸约 3 分钟，晾凉，改刀装盘即成。

【吃法】适量食用。

【功用】清热养阴，降低血脂。适用于各型高脂血症。

﹦黄瓜卷 ▌▋█

【材料】小黄瓜 600 克，虾米 20 克，辣椒 2 个，酱油、食醋、植物油、花椒、味精、精盐各适量。

【做法】将小黄瓜洗净，去头、尾，切成小段，用小刀像削梨一样削成一个个小卷（尽量薄，且不断开），弃黄瓜心不用；锅内将植物油烧热，爆香花椒，放入虾米、辣椒略炒，再将黄瓜卷放入，趁没软之前放入调料，拌匀后盛出待凉即成。

【吃法】适量服食。

【功用】补虚养颜，开胃降脂。适用于各型高脂血症。

﹦香辣五丝 ▌▋█

【材料】卷心菜 250 克，青辣椒、红辣椒各 2 个，香菇、冬笋各 25 克，精盐、味精、辣椒粉、香油各适量。

【做法】将卷心菜洗净切成细丝，青、红椒去籽、蒂，洗净切成细丝，水发香菇、冬笋切成丝备用。炒锅上火，放香油烧热，投入辣椒粉，用微火将油炸出辣味待用；再将用开水烫过的五丝放入大碗内，加入精盐、味精拌匀，再加入辣椒油稍拌即成。

高脂血症
GAOZHIXUEZHENGHELIYONGYAOYUSHILIAO
合理用药与食疗

【吃法】适量食用。

【功用】温中散寒，开胃降脂。适用于各型高脂血症。

 三鲜菜卷

【材料】卷心菜 500 克，冬笋、胡萝卜各 50 克，香菇 25 克，精盐、味精、香油、姜汁各适量。

【做法】先将卷心菜洗净，用开水焯透过凉，用精盐、味精、香油、姜汁稍腌待用；再将胡萝卜、香菇、冬笋切成细丝，用开水焯透过凉，用精盐、香油、姜汁腌一下待用；然后将腌制的三丝用腌制的菜叶卷成直径 3 厘米的卷，然后将菜卷斜刀切成段，码盘即成。

【吃法】适量食用。

【功用】益气补虚，健脾降脂。适用于各型高脂血症。

 苜蓿烩豆腐

【材料】苜蓿 250 克，嫩豆腐 200 克，精盐、味精、料酒、香油、姜末、姜末、植物油各适量。

【做法】先将新鲜苜蓿拣杂、洗净，切成段备用；将嫩豆腐用水漂洗后，放入盐水中，泡 10 分钟取出，快刀切成小方块待用；炒锅置火上，加植物油烧至七成热，加葱花、姜末煸炒出香，放入豆腐块，煮片刻，轻轻翻动，烹入料酒，投入苜蓿段，加水适量拌和均匀，小火煮数分钟，加精盐、味精，淋入麻油即成。

【吃法】适量食用。

【功用】补益脾胃，滋阴养血，补虚降脂。适用于各型高脂血症。

 菜心竹笋

【材料】竹笋 200 克，小青菜心 2 棵，鲜汤、植物油、精盐、味精、料酒、香油、淀粉各适量。

【做法】先将笔杆竹笋用凉水泡透，洗净后控净水，切成段；再将青菜心根部削尖洗净，放入沸水中略烫捞出，入凉水中过凉后控净水，每根菜心用笔杆笋段套起来；然后炒锅上中火，加植物油烧热，放入鲜汤、料酒、菜心、精盐、味精烧至入味，用湿淀粉勾稀芡，整齐地摆放在盘中，淋上香油即成。

【吃法】适量食用。

【功用】健胃消食，清热降脂。适用于各型高脂血症。

 扒冬瓜球

【材料】冬瓜600克，水发香菇50克，植物油、鲜汤、精盐、味精、淀粉、香油各适量。

【做法】将冬瓜削皮，挖籽去瓤后洗净，切成直径1.5厘米的球形，放入沸水中烫至八成熟，捞出放入冷水里浸凉；炒锅上大火，放植物油烧热，放入冬瓜球，略煸炒后放入香菇，再加入精盐、味精、鲜汤，改用中火焖煮3分钟，再用大火，加湿淀粉勾芡，淋上麻油，搅匀装盘即成。

【吃法】适量食用。

【功用】清热解毒，减肥降脂。适用于各型高脂血症，对伴有肥胖症患者尤为适宜。

 冬瓜香菇肉

【材料】冬瓜500克，猪瘦肉50克，香菇、黑木耳各10克，植物油、葱段、姜片、蒜片、精盐、味精、胡椒粉、淀粉、香油、料酒、鲜汤各适量。

【做法】将冬瓜洗净，刮去外皮，掏净瓜瓤，洗净沥干，切成2厘米厚的长条形，放入开水内煮5分钟，捞出沥水。猪瘦肉、香菇、黑木耳分别切成丝。然后炒锅上火，放植物油烧热后放入冬瓜条，炸至金黄色，捞出；锅留底油，油热后下生姜片、蒜片爆香，再下瘦肉、香菇、黑木耳，翻炒一下，加料酒、鲜汤、精盐、味精、葱段，然后用湿淀粉勾芡，撒入胡椒粉，淋上香油即成。

【吃法】适量食用。

【功用】益气消渴，减肥降脂。适用于各型高脂血症，对伴有肥胖症患者尤为适宜。

 ── 青椒番茄

【材料】番茄250克，青椒50克，玉兰片100克，植物油、葱丝、姜丝、精盐、味精、鲜汤、淀粉各适量。

【做法】先将番茄投入开水锅内烫一下，去皮，切片；再将青椒切成滚刀块，用水洗去青椒籽；继将炒锅上火，放入植物油烧热，先炸葱丝、姜丝，再加入番茄、青椒、玉兰片，然后加入精盐、味精、鲜汤煮开，用湿淀粉勾芡，开锅即成。

【吃法】适量食用。

【功用】健胃消食，解毒降脂。适用各型高脂血症。

 ── 番茄丝瓜

【材料】番茄400克，丝瓜300克，黑木耳20克，精盐、白糖、味精、植物油各适量。

【做法】将丝瓜去皮，洗净，切成滚刀块；黑木耳泡发后洗净；番茄洗净，用开水烫后剥皮，切成大小相等的块。炒锅上大火，放植物油烧热后投入切好的丝瓜、番茄，翻炒几下，再加黑木耳略炒一下，加精盐、白糖调味，烧1~2分钟后，放入味精即可盛出。

【吃法】适量食用。

【功用】健胃消食，凉血降脂。适用于各型高脂血症。

黄豆笋干丝

【材料】黄豆 500 克,笋干 150 克,酱油、精盐、味精各适量。

【做法】先将黄豆洗净,水发笋干切成细丝;然后黄豆与笋干丝一起入锅内,加水至淹没原料,用大火煮开后,再用小火焖煮 2 小时,见黄豆将熟烂,加入酱油、精盐,再焖煮 1 小时,至汤浓时,转用中火收汁,加入味精,不断翻炒至卤汁浓稠即成。

【吃法】适量食用。

【功用】消食开胃,透疹解毒,祛瘀降脂。适用于各型高脂血症,对伴有慢性胃炎、糖尿病、脂肪肝、动脉硬化、高血压病、肥胖症等患者尤为适宜。

香菇素鸡

【材料】素鸡(豆制品)200 克,香菇 100 克,海带 50 克,酱油、精盐、鸡汤、香油各适量。

【做法】先将香菇放入温水浸泡,去蒂后洗净;继将水发海带洗净后切成 6 厘米长的段,打成海带结;接着将素鸡用水洗净后切成片;然后炒锅上中火,放香油烧热,下香菇煸香,放入素鸡片、海带结、鸡汤、酱油、精盐烧沸,改用小火,加盖焖至海带结软烂时,再用大火收稠汤汁,淋入香油,拌匀装盘即成。

【吃法】适量食用。

【功用】清热利湿,补虚散结。适用于各型高脂血症,对伴有消化性溃疡、慢性肝炎、脂肪肝、肝硬化、溃疡性结肠炎患者尤为适宜。

青蒜烧豆腐

【材料】豆腐 400 克,青蒜 150 克,植物油、精盐、白酒、料酒、味精、湿淀粉、鲜汤各适量。

【做法】先将豆腐洗净，切成小方块；再将青蒜择洗干净，切成段；然后炒锅上火，放植物油烧热，下青蒜煸炒几下，放入豆腐块和精盐、白糖、味精、料酒及鲜汤，烧几分钟后，用湿淀粉勾芡，盛入盘中即成。

【吃法】适量食用。

【功用】补虚解毒，祛瘀降脂。适用于各型高脂血症，对伴有慢性气管炎、脂肪肝、动脉硬化症等患者尤为适宜。

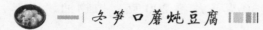

冬笋口蘑炖豆腐

【材料】豆腐400克，口蘑、鲜蘑各20克，净冬笋30克，精盐、味精、料酒、酱油、白糖、葱末、姜末、香油、湿淀粉、鲜汤、植物油各适量。

【做法】先将豆腐切成长方块，放在七成热的油锅中炸至金黄色捞出；继将水发口蘑去杂洗净；再将冬笋切成片，放入沸水锅内焯一下捞出；然后在炒锅放植物油，烧热后下葱末、姜末煸香，下口蘑、冬笋片、鲜蘑煸炒一段时间，加入酱油、料酒、精盐、白糖、鲜汤、炸豆腐块，用大火煮开后改用小火煮几分钟，待豆腐入味后加味精，改用大火加湿淀粉勾芡，淋上香油，出锅装盆即成。

【吃法】适量食用。

【功用】理气化痰，祛瘀降脂。适用于各型高脂血症，对伴有慢性气管炎、慢性胃炎、单纯性肥胖症患者尤为适宜。

芦笋炖豆腐

【材料】豆腐500克，鲜芦笋5根，豆腐皮1张，水发黑木耳30克，水发香菇40克，植物油、精盐、白糖、酱油、淀粉各适量。

【做法】先将豆腐皮洗净，下油锅略炸，切成6厘米宽长条；继将豆腐切条；接着将鲜芦笋入开水锅中焯熟；再将水发香菇、水发黑木耳切片，加精盐、白糖煮15分钟；然后用豆腐皮卷上豆腐、香菇、黑木耳，排成两排，放上熟芦笋，入锅，加少量火炖30分钟，待汤收干时用酱油、淀粉等调成芡汁即成。

【吃法】适量食用。

【功用】清热解毒，降压降脂。适用于各型高脂血症，对伴有慢性胃炎、消化性溃疡等患者尤为适宜。

 枸杞炒芹菜

【材料】枸杞子30克，芹菜200克，植物油、葱末、精盐、鸡精各适量。

【做法】先将枸杞子洗净；再将新鲜芹菜洗净后切成段；然后炒锅上火，加植物油，烧至六成热时下葱末煸香，随即加入芹菜段、枸杞子，翻炒片刻，加精盐、鸡精、酱油，再炒至熟即成。

【吃法】适量服食。

【功用】滋补肾阴，降血脂，降血压。适用于各型高脂血症，对肝肾阴虚型高脂血症伴有高血压病、糖尿病患者尤为适宜。

 山楂炒豆芽

【材料】山楂150克，绿豆芽200克，花椒、葱丝、姜丝、精盐、料酒、味精、植物油各适量。

【做法】先将绿豆芽摘去根须，洗净，沥干；再将鲜山楂洗净，去核，切成丝；然后炒锅上火，放植物油烧至四成热，下花椒炸出香味时捞出，再下葱丝、姜丝煸香，加入绿豆芽翻炒，加料酒、精盐、山楂炒几下，加入味精再翻炒几下即成。

【吃法】适量食用。

【功用】开胃消食，减肥降脂。适用于各型高脂血症，对伴有食欲缺乏、单纯性肥胖症等患者尤为适宜。

陈皮烧鲫鱼

【材料】陈皮 15 克，鲫鱼 2 条（重约 500 克），胡椒粉、姜片、白糖、葱段、精盐、酱油、料酒、鲜汤、淀粉、植物油各适量。

【做法】先将鲫鱼去鳞、鳃及内脏，洗净后入沸水中略汆；再将陈皮用温水洗净，切成碎粒，分成两份，分别放入两条鲫鱼腹内；然后炒锅上火，放油烧至六成热，放入姜片、葱段，略煸后加入鲜汤，放精盐、料酒、酱油、白糖、胡椒粉，煮沸后把鲫鱼放入锅内，用中火煮 15 分钟左右，将鱼捞起放入盘内，湿淀粉放入锅内，略煮片刻，汁稠起锅，浇在鱼面上即成。

【吃法】适量食用。

【功用】健脾消食，补虚调脂。适用于各型高脂血症。

陈皮海带

【材料】陈皮 25 克，干海带 150 克，大白菜 250 克，香菜、酱油、香油、食醋、味精各适量。

【做法】先将干海带放蒸笼中蒸 20 分钟，取出投入热水中浸泡 30 分钟，待海带充分发好后捞出，用温水洗去泥沙，洗净后沥干，切成细丝；再将大白菜去老叶洗净，切成细丝，与海带丝一同摆在盆内；然后取碗 1 只，加入酱油、香油、味精后一起调匀，浇在海带丝和大白菜丝上；最后陈皮用开水泡开，换几次水后捞出，刮去皮里白肉，洗净沥干，剁成细末，放入碗中，加食醋搅拌成陈皮液，倒入盘中菜丝上，搅拌均匀，撒上香菜段即成。

【吃法】适量食用。

【功用】降低血脂，化痰补碘。适用于各型高脂血症。

丁香陈皮焖牛肉

【材料】牛后腿肉 500 克，丁香、陈皮各 20 克，精盐、胡椒粉、洋葱、姜片、植物油各适量。

【做法】将牛肉用精盐、胡椒粉腌 10 分钟左右，切成 4~5 块，然后用热油煎炸牛肉块四面，呈深褐色时捞出，沥去余油，放入锅内；另取一锅放入切碎的洋葱、姜片，加热油炒至微黄，放入丁香、陈皮炒 1~2 分钟，倒入盛肉的锅内，加水（以淹没牛肉为度）加盖，大火煮沸，改用小火焖至牛肉松软，待肉汁浓郁时，将肉块取出，切片装盘即成。

【吃法】适量食用。

【功用】健脾养胃，补虚壮阳，理气降脂。适用于各型高脂血症。

 鲜菇炒鱼片

【材料】草鱼肉 120 克，鲜草菇 200 克，姜丝、植物油、淀粉、精盐、味精各适量。

【做法】先将鲜草菇放入盐水中浸泡半小时，用清水洗干净，放入开水中烫一下，再次过凉水，捞出沥干水分；再将鱼肉用水洗净，切成片，加精盐、味精、植物油、湿淀粉拌匀腌制；然后炒锅上火，放植物油烧热，下生姜丝、草菇入锅翻炒，加入少许精盐、味精调味，再下鱼片，用大火炒至鱼刚好熟透，加湿淀粉炒匀即成。

【吃法】适量食用。

【功用】补益脾胃，清热调脂。适用于各型高脂血症。

 翠衣炒鳝片

【材料】黄鳝 120 克，西瓜翠衣、芹菜各 150 克，姜丝、葱段、蒜蓉、香油、精盐、味精、淀粉各适量。

【做法】先将黄鳝活剖，去内脏、脊骨及头，用少许精盐擦去黏液，放入沸水锅内烫一下，过凉水洗去血腥，切成段；再把西瓜翠衣放入水中洗净，切成小段，下入热水锅中焯一下，捞起沥干；然后将炒锅刷洗净，置大火上，放香油烧热，下姜丝、蒜蓉及葱段爆香，再放入鳝鱼片，用大火炒至半熟时，放入西瓜翠衣条、芹菜段翻炒至熟，加入少许精盐、味精调味，用湿淀粉勾芡即成。

【吃法】适量食用。

【功用】降糖降脂，扩张血管。适用于各型高脂血症。

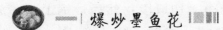

爆炒墨鱼花

【材料】墨鱼 300 克，冬笋、豌豆各 30 克，葱末、姜末、蒜片、料酒、食醋、精盐、味精、熟猪油、淀粉各适量。

【做法】先将墨鱼洗净划十字纹，切成小块，再放入沸水中烫透；再将冬笋切成片；豌豆洗净；然后炒锅上火，放熟猪油烧热，放入葱末、姜末、蒜片爆香，下墨鱼花、冬笋片、豌豆同炒，加精盐、料酒、食醋、味精调味，用湿淀粉勾芡即成。

【吃法】适量食用。

【功用】滋补肝肾，调血脂。适用于各型高脂血症。

洋葱炒鳝丝

【材料】黄鳝 250 克，洋葱 60 克，香油、酱油、精盐、味精各适量。

【做法】先将黄鳝宰杀，去肠杂，放入沸水锅里烫一下，过凉水洗去血腥，捞出沥干水分，切成块；再将洋葱放入水中洗净，沥干水分，切成片；然后炒锅上大火，放入香油烧热，下黄鳝段煎熟，再放入洋葱，翻炒片刻，加精盐、酱油和水，焖片刻，加入味精，翻炒至黄鳝熟烂即成。

【吃法】适量食用。

【功用】降糖降脂，理气健脾。适用于各型高脂血症。

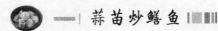

蒜苗炒鳝鱼

【材料】黄鳝 500 克，蒜苗 250 克，生姜、香油、精盐、淀粉、料酒、味精各适量。

【做法】先将黄鳝活剖，去内脏、脊骨及头，用少许精盐擦去粘液，放入沸水锅内烫一下取出，过凉水洗净，切成片，加精盐、淀粉腌制；再把蒜苗择洗干净，切成段；然后炒锅上火，放香油烧热，下蒜苗爆香，大火炒至蒜苗八成熟，盛入盘内；把炒锅洗净，另起油锅，大火烧热，下姜丝爆香，放入鳝鱼片，烹入少许料酒炒片刻，下蒜苗炒匀，加精盐、味精调味，用湿淀粉勾芡即成。

【吃法】适量食用。

【功用】补脾和胃，理气降脂。适用于各型高脂血症。

红烧海参

【材料】大海参 1 个，香菇 6 朵，芥菜心 200 克，葱段、姜片、蚝油、酱油、料酒、鲜汤、白糖、淀粉、精盐、植物油各适量。

【做法】先将水发海参去内脏，洗净，切粗条；接着将香菇浸软切片；继将芥菜心切小片；再在锅内加水适量煮沸，加精盐，放入芥菜烫成鲜绿色即捞起；然后炒锅上火，放植物油烧热，爆香葱段、姜片，随后放入香菇炒匀，倒入海参拌炒，再倒入已预先拌匀的蚝油、酱油、料酒、白糖和鲜汤煮 2~3 分钟，加入芥菜略煮，用湿淀粉勾芡即成。

【吃法】适量食用。

【功用】滋阴养血，调脂开胃。适用于各型高脂血症。

枸杞豆腐炖鱼头 ▌▌▌

【材料】枸杞子、白扁豆各 30 克，鲤鱼头（或花鲢鱼头）1 个，豆腐 250 克，鲜汤（或鸡汤）800 毫升，葱末、姜末、精盐、味精、酱油、料酒各适量。

【做法】将枸杞子、白扁豆分别洗净，并用温水浸泡 1 小时备用；然后将鱼头去鳃，洗净，放入碗中，将酱油、料酒、精盐抹在鱼头上，腌渍 30 分钟，用水冲洗一下，移入大蒸碗内，放入切成小块的豆腐、葱末、姜末，并将浸泡的枸杞子、白扁豆分散放入蒸碗内，加清汤（或鸡汤），上笼屉蒸 30 分钟，待鱼头、白扁豆熟烂取出，加味精调味即成。

【吃法】适量食用。

【功用】滋补肝肾，健脾益胃，降脂降糖。适用于各型高脂血症。

 香菇蒸带鱼 ▌▌▌

【材料】干香菇 20 克，带鱼 100 克，葱末、姜丝、精盐、植物油、味精各适量。

【做法】先将带鱼洗净，切块装盘；然后将香菇泡发洗净，切成条，放入带鱼盘中。加姜丝、葱末、精盐、味精、植物油后上屉蒸透即成。

【吃法】适量食用。

【功用】补肝益气，平胃健脾，降脂降压。适用各型高脂血症。

 芹菜豆瓣带鱼 ▌▌▌

【材料】带鱼 800 克，芹菜 100 克，姜末、葱末、蒜蓉、精盐、豆瓣、料酒、白糖、食醋、味精、淀粉、植物油、酱油、鲜汤各适量。

【做法】先将鲜带鱼洗去表面污物，剖腹去内脏，斩去头、尾，洗净切成段；继将芹菜择去叶，洗净，切成细末；接着将豆瓣剁细；然后炒锅上火，放植物油烧至七成热，下带鱼，两面煎至微黄时拣出。再在锅中下豆瓣、蒜蓉、葱末、姜末炒香，加入鲜汤烧沸，加精盐、料酒、酱油、白糖，再投入带鱼，用中火慢烧约5分钟，将带鱼翻面，加芹菜末后再烧几分钟，肉熟味入时拣鱼入盘；最后锅内用湿淀粉勾芡收汁，加葱末、味精、食醋推匀浇在鱼上即成。

【吃法】适量食用。

【功用】平肝补血，降压调脂。适用于各型高脂血症，对伴有高血压病者尤为适宜。

黑木耳蒸鲫鱼

【材料】黑木耳100克，鲫鱼300克，料酒、精盐、白糖、姜片、葱段、植物油各适量。

【做法】将水发黑木耳去杂洗净；然后将鲜鲫鱼去鳞、鳃和内脏，洗净后放入碗中，加入料酒、精盐、姜片、葱段、白糖、植物油，再将黑木耳覆盖在上面，上笼蒸约30分钟，取出即成。

【吃法】适量食用。

【功用】补虚调脂。适用于各型高脂血症。

平菇拌黄瓜

【材料】平菇300克，黄瓜250克，辣椒油、白糖、味精、食醋、葱末、姜末、蒜末、酱油、香油、鲜汤、熟芝麻各适量。

【做法】先将平菇去根洗净，放入鲜汤中焯熟后捞出，沥去水分，切成片备用；再将黄瓜去皮，去心，去两头，切成细丝，垫入盘底；然后分别将葱末、生姜、蒜末放入碗内，放入酱油、精盐、味精、白糖、食醋、辣椒油、香油调匀，兑成调味汁；食用时，将平菇均匀地放在黄瓜丝上，兑好的汁水浇在平菇上，撒上熟芝麻适量即成。

【吃法】适量食用。

【功用】美容减肥，清肺调脂。适用于各型高脂血症。

 笋炒香菇

【材料】干香菇 150 克，鲜竹笋、猪瘦肉各 100 克，精盐、味精、胡椒粉、洋葱、植物油、香油、淀粉各适量。

【做法】先将香菇放入水中泡胀，去蒂，洗净后切成薄片；再将鲜笋、瘦肉洗净，分别切成薄片，瘦肉盛入碗内，加精盐、味精、胡椒粉、湿淀粉拌匀；继将洋葱洗净后切成厚片；接着炒锅上中火，放香油适量，烧至四成热时，下肉片滑熟倒入漏勺中，再在锅中放植物油，下香菇片煸炒，然后下洋葱片、鲜笋片、精盐、味精、胡椒粉煮几沸，再将肉片下入炒匀，用湿淀粉勾芡，淋上香油拌匀即成。

【吃法】适量食用。

【功用】滋阴补气，通利肠胃。适用于各型高脂血症。

 香菇炒芹菜

【材料】香菇 100 克，芹菜梗 250 克，香油、味精、料酒、淀粉、酱油、精盐、葱末、生姜末各适量。

【做法】先将水发香菇洗净后，切成两片；再将芹菜梗择洗干净，切成斜丝；然后将香菇片、芹菜丝同入沸水锅中焯透，捞出控干水；最后炒锅上火，放香油、葱末、姜末，煸炒片刻后下香菇片、芹菜丝煸炒，烹入料酒，加味精、酱油、精盐，用湿淀粉勾芡，淋上香油，翻炒均匀，出锅装盘即成。

【吃法】适量食用。

【功用】补气益胃，解毒降脂。适用于各型高脂血症。

━━┫ 莴苣炒香菇 ┣▮▮▮

【材料】莴苣 400 克，香菇 50 克，白糖、精盐、味精、酱油、胡椒粉、淀粉、植物油各适量。

【做法】先将莴苣去皮洗净切成片；再将水发香菇去杂洗净，切成菱形片；然后炒锅上火，放入植物油烧热，倒入莴苣片、香菇片，煸炒几下，加入酱油、精盐、白糖，入味后点入味精、胡椒粉，用湿淀粉勾芡，推匀出锅即成。

【吃法】适量食用。

【功用】益气健身，抗衰调脂。适用于各型高脂血症。

━━┫ 香菇炒鱼片 ┣▮▮▮

【材料】干香菇、里脊肉各 150 克，胡萝卜 100 克，鸡蛋清、精盐、酱油、蒜片、味精、胡椒粉、湿淀粉、植物油、香油、鲜汤各适量。

【做法】先将香菇放入清水中泡胀后去根蒂，挤干水分；继将胡萝卜去皮洗净，切成片；接着里脊肉洗净后切成薄片，盛入碗内，加入蛋清、精盐、味精、胡椒粉、湿淀粉拌匀；然后炒锅上中火，放植物油烧至五成热，分别将肉片、香菇下入滑透倒入漏勺中；炒锅复上火，放植物油烧热，下蒜片炒香，再下胡萝卜片炒透，加鲜汤、酱油、味精、胡椒粉，倒入香菇，改用小火烧 10 分钟，待汤汁较少时，下肉片炒匀，加湿淀粉勾芡，淋上香油，翻炒几下即成。

【吃法】适量食用。

【功用】补气益胃，滋阴润燥。适用于各型高脂血症。

━━┫ 蘑菇炒蚕豆 ┣▮▮▮

【材料】蘑菇 300 克，嫩蚕豆 100 克，火腿 25 克，鲜汤、植物油、精盐、味精各适量。

【做法】先将鲜蘑菇洗净，切成厚片，入沸水锅中略焯后捞出；继将蚕豆浸泡，去壳、皮；再将火腿切成小菱形片；然后炒锅上中火，放植物油烧热，放入蚕豆仁略煸，下蘑菇片、火腿片，加鲜汤、精盐、味精，炒熟即成。

【吃法】适量食用。

【功用】健脾益胃，利湿降脂。适用于各型高脂血症。

 ## 黑木耳炒卷心菜

【材料】黑木耳 150 克，卷心菜 250 克，食醋、白糖、鲜汤、精盐、淀粉、植物油各适量。

【做法】先将水发黑木耳洗净，去杂质，沥干水；再将卷心菜去老叶，洗净，沥干水，切成片；然后炒锅上大火，放植物油烧至八成热，下黑木耳、卷心菜煸炒，加精盐、白糖、鲜汤煮开后，用湿淀粉勾芡，最后放食醋，起锅装盘即成。

【吃法】适量食用。

【功用】滋阴调脂。适用于各型高脂血症。

 ## 双耳炒黄瓜

【材料】黑木耳 150 克，银耳 100 克，黄瓜 50 克，香菜、花椒、葱末、姜丝、精盐、味精、植物油、鲜汤各适量。

【做法】先将水发黑木耳、水发银耳分别洗净去蒂，用手撕成小块，再分别放入沸水锅中焯透捞出，沥净水，装在盘内；接着将黄瓜洗净，切成片，围放在盘四边，姜丝、葱末放在黑木耳、银耳上，倒入鲜汤，放精盐、味精，撒香菜末；然后炒锅上小火，放植物油烧热，下花椒粒炸出香味，捞出弃用；然后将热花椒油浇在盘内菜上。食用时，用筷子拌匀即成。

【吃法】适量食用。

【功用】养阴降脂，美容减肥。适用于各型高脂血症。

鲜菇冬瓜

【材料】鲜蘑菇 150 克，冬瓜 350 克，鲜汤（或鸡汤）、葱末、姜末，精盐、味精、五香粉、淀粉、香油各适量。

【做法】将冬瓜洗净，去皮、瓤、籽，切片备用；将鲜蘑菇拣杂，洗净，连柄切成厚片待用；然后炒锅置火上，加入鲜汤（或鸡汤）中火煮沸，放入蘑菇片、冬瓜片，加葱末、姜末，改用小火煮至冬瓜熟烂，加精盐、味精、五香粉，用湿淀粉勾薄芡，淋入香油即成。

【吃法】适量食用。

【功用】清热解毒，化痰降脂，减肥降浊。适用于各型高脂血症，对肝火炽盛、湿热内蕴型高脂血症患者尤为适宜。

蘑菇炖豆腐

【材料】鲜蘑菇 50 克，嫩豆腐 500 克，熟笋片 25 克，素汤（用竹笋头、香菇蒂、黄豆芽等熬制而成）、料酒、精盐、味精、酱油、香油各适量。

【做法】将嫩豆腐放盆中，加入料酒，置笼屉上蒸约 40 分钟，取出切成小块，再放入沸水煮约 1 分钟，捞出用水漂净，切成片待用；然后在沙锅内加入素汤、豆腐块、鲜蘑菇片、熟笋片，加水适量以浸没豆腐为度，中火煮沸后，烹入料酒，改用小火炖煮 10 分钟，加精盐、味精、酱油各少许，拌和均匀，淋入香油即成。

【吃法】适量食用。

【功用】健脾开胃，补气益血，散瘀降脂。适用于各型高脂血症。

高脂血症 合理用药与食疗
GAOZHIXUEZHENGHELIYONGYAOYUSHILIAO

蘑菇烩腐竹

【材料】鲜蘑菇 100 克，腐竹 150 克，黄瓜 50 克，植物油、葱末、姜末、精盐、味精、五香粉、香油各适量。

【做法】先将水发腐竹洗净，切成小段；再将鲜蘑菇拣杂，洗净切成片；然后将黄瓜洗净外皮，去蒂头剖开，洗净瓤腔，切成片；最后炒锅置火上，加植物油烧至七成热，加葱末、姜末煸炒出香，顺序加入水发腐竹段、蘑菇片、黄瓜片，不断翻炒数分钟，加精盐、味精、五香粉熘匀，淋入香油即成。

【吃法】适量食用。

【功用】补益脾胃，清肺化痰，散瘀降脂。适用于各型高脂血症。

 木耳烧豆腐

【材料】黑木耳 30 克，嫩豆腐 250 克，植物油、鲜汤、葱末、姜末、料酒、酱油、精盐、味精、胡椒油、红糖、湿淀粉、香油各适量。

【做法】先将水发木耳拣杂洗净；再将豆腐用水漂洗后，入沸水锅焯一下，切成小方丁；然后将锅上火，加植物油烧至六成热，投入木耳爆炒至发出噼啪响声，再加豆腐丁，边熘炒边加葱末、姜末，烹入料酒，加鲜汤，改用中火煮 20 分钟，并加酱油、精盐、味精、胡椒粉以及红糖，用湿淀粉勾薄芡，淋入香油即成。

【吃法】适量食用。

【功用】益气补血，通脉降脂。适用于各型高脂血症。

香菇冬笋青菜

【材料】香菇、冬笋各 50 克，青菜 300 克，精盐、料酒、味精、白糖、葱末、姜末、香油、酱油、植物油、豆芽汤各适量。

【做法】先将青菜洗净，横着从中间片开，再切成片；继将水发香菇去杂洗净，一切两半；接着将冬笋用油锅炸一下，待浮起后捞出；再将青菜下沸水锅中焯透；然后炒锅留底油适量，下葱末、姜末煸香，随即加入料酒、酱油、白糖、香菇、青菜煸炒，再加入精盐、味精、豆芽汤，用湿淀粉勾芡，淋上香油即成。

【吃法】适量食用。

【功用】补气健脾，滋阴调脂。适用于各型高脂血症。

 香菇虾仁青菜

【材料】香菇 100 克，冬笋 25 克，虾仁 50 克，青菜心 150 克，香油、精盐、淀粉、鲜汤各适量。

【做法】先将香菇洗净，去蒂，沥干水，切成片；继将冬笋去皮，切成段；再将青菜心一切为二，用水洗净。接着炒锅上火，放水煮沸，下青菜心焯至菜心色泽碧绿时，起锅沥水；随后将冬笋下入沸水锅中焯透，起锅沥水；最后炒锅复上火，倒入鲜汤、冬笋段、香菇片、青菜心、虾仁，煮沸后加香油、精盐，再煮几沸，用湿淀粉勾芡，出锅装盘即成。

【吃法】适量食用。

【功用】补中益气，清肠降脂。适用于各型高脂血症。

 香菇八仙

【材料】香菇、胡萝卜、腐竹、冬瓜、发菜、黄花菜各 50 克，茭白、青菜各 100 克，油面筋 25 克，香油、料酒、味精、淀粉、鲜汤、酱油各适量。

【做法】先将水发香菇洗净，去蒂；继将胡萝卜、冬瓜、茭白去皮切成块；接着将水发黄花菜、发菜、青菜、水发腐竹、油面筋洗净后均切成段；然后将以上各菜料放入沸水锅中焯透，捞出沥干水；最后炒锅上火，加鲜汤、味精、料酒、酱油，再将焯透的各菜料倒入炒匀，待汤煮开后改用小火煮片刻，再用淀粉勾芡，淋上香油，颠翻几下，出锅装盘即成。

【吃法】适量食用。

【功用】补气益胃，滋阴降脂。适用于各型高脂血症。

香菇烧白菜

【材料】香菇 25 克，白菜 200 克，精盐、味精、香油适量。

【做法】先将水发香菇去蒂洗净，切成小片；白菜洗净切成段；然后炒锅上火，放香油烧热，放入白菜炒至半熟时，放入香菇、精盐、味精，加水适量，盖上锅盖，香菇、白菜煮熟即成。

【吃法】适量食用。

【功用】清热降脂。适用于各型高脂血症。

鲜蘑冬瓜

【材料】鲜蘑菇 150 克，冬瓜 350 克，精盐、姜汁、淀粉、鸡油、鲜汤各适量。

【做法】先将冬瓜洗净去皮、瓤，切成片；再将鲜蘑菇去杂洗净，切成厚片；然后炒锅上火，放入鲜汤、蘑菇片、冬瓜片，用大火煮沸，撇去浮沫，投入姜汁、精盐，改用小火烧至冬瓜、蘑菇熟透入味，用湿淀粉勾芡，淋入鸡油，推匀即成。

【吃法】适量食用。

【功用】清热解毒，降压降脂。适用于各型高脂血症。

黑木耳炖豆腐

【材料】黑木耳 30 克，核桃仁 7 个，豆腐 200 克，精盐、味精、香油各适量。

【做法】将水发黑木耳洗净，核桃仁去皮洗净，再与豆腐一同放入沙锅内，加水适量，炖熟后加精盐、味精调味，淋上香油即成。

【吃法】适量食用。

【功用】养阴清热，益肾降脂。适用于各型高脂血症，对伴有咳喘、便秘者尤为适宜。

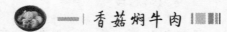

香菇焖牛肉

【材料】牛肉 500 克，香菇 50 克，植物油、葱段、姜片、大茴香、料酒、酱油、味精、鲜汤、淀粉、花椒油各适量。

【做法】先将水发香菇洗净，一剖为二；牛肉洗净切块，然后锅上小火，下牛肉块和适量的葱段、姜片、大茴香，加足水，炖到肉能用筷子戳透，捞出晾凉，切成如核桃大小的方块；接着炒锅再上火，加植物油烧至六成热时下牛肉块略炸，倒入漏勺沥油；最后炒锅留油适量，上中火将大茴香炒至金黄色，并放葱段、姜片、料酒、酱油、味精、鲜汤拌匀，放入牛肉，移大火上煮 5 分钟，下香菇再煮 2~3 分钟，待汤汁煎浓，用湿淀粉勾成厚芡，淋上花椒油出锅即成。

【吃法】适量食用。

【功用】健脑益智，强身降脂。适用于各型高脂血症，对伴有体虚乏力者尤为适宜。

香菇豌豆苗

【材料】香菇 250 克，豌豆苗 150 克，鲜汤、植物油、精盐、味精各适量。

【做法】先将水发香菇洗净，去蒂；再将嫩豌豆苗用水洗净，择成 6 厘米长的段；然后炒锅上中火，放植物油烧热，下香菇、豌豆苗、鲜汤、精盐、味精炒匀，装盘即成。

【吃法】适量食用。

【功用】补中下气，清降血脂。适用于各型高脂血症。

 ━━ 二冬香菇 ▮▮▮

【材料】香菇 100 克，冬笋 150 克，冬瓜 500 克，料酒、酱油、精盐、味精、黄豆芽汤、植物油、香油、湿淀粉各适量。

【做法】先将香菇用水浸泡，去蒂洗净；再将冬笋去皮，洗净后切成片；接着将冬瓜去皮、瓤，切块，用开水煮烂，捞出后用凉水过凉，沥干水；然后炒锅上火，放植物油烧热后放入酱油、精盐、味精、料酒和黄豆芽汤，随即下香菇、冬笋片、冬瓜块，煮开后用小火煮 5 分钟，用湿淀粉勾芡，淋上香油即成。

【吃法】适量食用。

【功用】补气养胃，降脂解毒。适用于各型高脂血症，，对伴有肥胖症患者尤为适宜。

 ━━ 蘑菇银萝卜 ▮▮▮

【材料】蘑菇 100 克，白萝卜 500 克，精盐、味精、淀粉、香油、鲜汤各适量。

【做法】将白萝卜洗净，切成 2.5 厘米长的圆柱状，放入锅中加水烧沸，煮软后捞出；然后炒锅上火，加入鲜汤、白萝卜、精盐、味精、蘑菇烧至入味，再用湿淀粉勾芡，起锅时淋上香油，装入汤盘即成。

【吃法】适量食用。

【功用】补中益气，清热降脂。适用于各型高脂血症，对伴有肥胖、动脉硬化者尤为适宜。

蘑菇笋尖豆腐 ▮▮▮▮

【材料】蘑菇 150 克，笋尖、豆腐各 100 克，鲜汤、植物油、香油、葱末、精盐、味精、酱油、白糖、湿淀粉各适量。

【做法】先将鲜蘑菇洗净，去根，入沸水中焯一会捞出，切成厚片；再将笋尖洗净后切成薄片；继将豆腐切成小方块，入沸水锅中焯去涩味后，捞出控干水；然后炒锅上大火，放植物油烧热，下葱末煸香，放蘑菇片、笋片、鲜汤，煮沸后放入豆腐块、精盐、酱油、白糖煮沸至入味，加味精，用湿淀粉勾芡，淋上香油即成。

【吃法】适量食用。

【功用】通利肠胃，补气降脂。适用于各型高脂血症，对伴有肥胖、动脉硬化者尤为适宜。

蘑菇卷心菜 ▮▮▮▮

【材料】蘑菇 100 克，卷心菜 300 克，鲜汤、料酒、葱末、姜片、香油、鸭油、精盐、味精各适量。

【做法】先将鲜蘑菇洗净，去蒂，切成两片；再将卷心菜洗净切成段；然后炒锅置大火上，放鸭油烧热，下姜片、葱末爆出香味，下卷心菜段，迅速翻炒几下，烹入料酒，放入蘑菇片、精盐、味精、鲜汤翻炒几下，淋上香油，烧沸即成。

【吃法】适量食用。

【功用】健脾养胃，清肠降脂。适用于各型高脂血症。

蘑菇豌豆苗 ▮▮▮▮

【材料】蘑菇 250 克，豌豆苗 500 克，香油 20 克，料酒、精盐、味精、肉汤、胡椒粉、姜末、淀粉各适量。

【做法】将豌豆苗洗净后切成段；然后炒锅上大火，放香油烧热，下豌豆苗、料酒、姜末、肉汤适量，炒熟后出锅装入平盘中；炒锅再上大火，放入香油，下蘑菇、肉汤、精盐、味精、料酒、胡椒粉煮沸，用湿淀粉勾芡，出锅装在豌豆苗上即成。

【吃法】适量食用。

【功用】温中益气，健脾降脂。适用于各型高脂血症，对伴有冠心病、胖肥者尤为适宜。

 ### 蘑菇洋葱

【材料】蘑菇 300 克，洋葱 100 克，植物油、香菜末、精盐各适量。

【做法】先将蘑菇洗净，放入沸水中略焯后捞出，控去水，切成块，加精盐拌匀；再将洋葱去皮，洗净后切成薄片；然后炒锅上小火，放植物油烧热，下蘑菇块煎至外皮微脆时，下洋葱片炒熟，出锅装盘，撒上香菜末即成。

【吃法】适量食用。

【功用】开胃调脂，增进食欲。适用于各型高脂血症，对伴有冠心病、胖肥者尤为适宜。

 ### 蘑菇烧萝卜球

【材料】蘑菇 150 克，白萝卜球 100 克，植物油、香油、精盐、味精、鲜汤、淀粉各适量。

【做法】先将鲜蘑菇洗净，入沸水锅中焯透后捞出，沥干水；再将白萝卜球放入沸水锅中焯熟后捞出，用凉水冲凉；然后炒锅上大火，倒入鲜汤、蘑菇、白萝卜球煮沸，放植物油烧至汤呈乳白色时，放精盐、味精，用湿淀粉勾薄芡，淋上香油即成。

【吃法】适量食用。

【功用】补益肠胃，消食调脂。适用于各型高脂血症，对伴有冠心病、胖肥者尤为适宜。

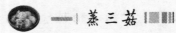 蒸三菇

【材料】草菇 150 克，香菇、口蘑各 100 克，鲜汤、香菜、料酒、精盐、白糖、味精、鸡油各适量。

【做法】先将草菇、香菇分别去蒂洗净；再将口蘑刮去黄膜并洗净，用水漂透后入开水锅内焯一下捞出，用水过凉，沥净水；然后将草菇、香菇、口蘑同放入炖碗内，加鲜汤、料酒、精盐、白糖、味精、鸡油，盖上碗盖；另取一小碗，放入香菜，加适量汤，与三菇同时上笼蒸 30 分钟，将香菜汤倒入三菇碗内，玻璃纸 1 张，将碗口密封后再上笼蒸 30 分钟取出即成。

【吃法】适量食用。

【功用】减肥降脂。适用于各型高脂血症。

草菇豌豆

【材料】草菇 250 克，豌豆 150 克，香油、精盐、味精、鲜汤、淀粉、姜汁各适量。

【做法】先将鲜草菇去蒂洗净，入沸水锅中略焯后捞出，放入冷水中过凉，切成丁；再将鲜豌豆洗净，沥干水；然后炒锅上大火，放香油烧热，下草菇丁，烹入姜汁煸炒片刻，倒入豌豆、鲜汤煮沸，加精盐、味精，用湿淀粉勾稀芡，淋入香油炒匀，出锅装盘即成。

【吃法】适量食用。

【功用】健脾养胃，清火降脂。适用于各型高脂血症，对伴有肥胖者尤为适宜。

高脂血症 合理用药与食疗
GAOZHIXUEZHENGHELIYONGYAOYUSHILIAO

平菇海带 ▮▮▮▮

【材料】平菇、海带各 150 克，葱段、姜片、鸡油、香油、味精、酱油、精盐、鲜汤各适量。

【做法】先将鲜平菇去根洗净，切成长条块；再将水发海带洗净，切成细丝；然后炒锅上火，下鸡油、葱段、姜片，炒出香味，加入鲜汤、味精、酱油、精盐、平菇、海带，煮沸后用小火慢炖至入味，出锅装盘，拣出葱段、姜片，淋上香油即成。

【吃法】适量食用。

【功用】清积调脂。适用于各型高脂血症，对伴有骨质疏松症、肥胖者尤为适宜。

 平菇核桃仁 ▮▮▮▮

【材料】鲜平菇 250 克，鲜核桃仁 100 克，嫩鸡脯肉 50 克，精盐、胡椒粉、鸡蛋清、白糖、植物油、鸡油、味精、湿淀粉各适量。

【做法】先将鲜平菇去根洗净，沥干水；再用沸水浸泡核桃仁，烫透后撕去细皮；继将鸡脯肉洗净，片成薄片盛入碗内，加鸡蛋清、精盐、味精、胡椒粉、湿淀粉拌匀；然后炒锅上中火，放油烧至五成热时，分别将鸡片、核桃仁下入滑熟，倒入漏勺中。原锅内留底油，下平菇煸炒，熟后将核桃仁倒入拌匀，加精盐、味精、胡椒粉、白糖拌匀，煮沸后下鸡脯片，用湿淀粉勾芡，淋上适量鸡油出锅即成。

【吃法】适量食用。

【功效】乌发美容，降低血脂。适用于各型高脂血症。

 木耳毛豆 ▮▮▮▮

【材料】黑木耳 250 克，嫩毛豆 100 克，鲜汤 750 毫升，酱油、湿淀粉、精盐、味精、植物油、香油各适量。

【做法】先将水发黑木耳洗净去蒂，沥净水。再将嫩毛豆洗净，入沸水锅中略焯后捞出，倒入冷水中过凉，沥干水；然后汤锅上大火，放植物油烧热，下毛豆、黑木耳煸炒片刻，加鲜汤煮沸，放精盐、味精、酱油，用手勺撇去浮沫，加湿淀粉勾芡，淋上香油，起锅装入大汤碗内即成。

【吃法】适量食用。

【功用】补气滋阴，养血降脂。适用于各型高脂血症。

 木耳丸子

【材料】豆腐 300 克，黑木耳、淀粉、面粉、黄花菜、玉兰片、胡萝卜各 50 克，绿叶菜 25 克，精盐、葱末、姜末、味精、胡椒粉、植物油、香油、素鲜汤各适量。

【做法】先将水发黑木耳、水发玉兰片、水发黄花菜、绿叶菜、胡萝卜分别择洗干净，切成细丝，拌匀，平摆在大平盘内；再将豆腐碾成细泥状，加淀粉、面粉、葱末、姜末、味精、精盐、胡椒粉、植物油调成馅，用手捏成小丸子，滚上以上丝料，放在另一个平盘内，上笼蒸熟，取出后装入大碗内；然后炒锅上大火，放油烧热，下葱末、姜末炸香，放入素鲜汤、精盐、味精、胡椒粉，用湿淀粉勾芡，淋上香油，浇在丸子上即成。

【吃法】适量食用。

【功用】健胃养胃，养血降脂。适用于各型高脂血症。

 醋拌芹菜

【材料】鲜芹菜 500 克，精盐、味精、香油、食醋各适量。

【做法】将芹菜洗净，下沸水锅中煮沸 2~3 分钟，至芹菜已熟时捞出，稍冷切成小段，盛入碟中，加上精盐、味精、食醋、香油，拌匀即成。

【吃法】适量食用。

【功用】疏通血脉，降低血脂。适用于各型高脂血症，对伴有高血压者尤为适宜。

 ——乌龙豆腐

【材料】乌龙茶 10 克，豆腐 200 克，猪瘦肉末 100 克，香菇 10 朵，植物油、湿淀粉适量。

【做法】先将乌龙茶泡好；接着将豆腐与猪瘦肉末下烧热的油锅内，烹制成肉末豆腐；然后将香菇剁碎，下油锅爆香，均匀地洒在烧好的肉末豆腐中，再用泡好的乌龙茶加湿淀粉勾芡即成。

【吃法】适量食用。

【功用】清补祛邪，益胃利尿。适用于各型高脂血症，对伴有肥胖症者尤为适宜。

——莴苣拌豆腐

【材料】豆腐 300 克，莴苣 200 克，熟火腿、葱末、精盐、白糖、酱油、食醋、香油、味精各适量。

【做法】先将莴苣去皮，同豆腐、火腿一起均切成小丁；将豆腐丁入开水锅中烫一下捞出；将莴苣丁用精盐腌一会儿，去掉水分；最后将豆腐丁、莴苣丁、火腿丁放在一起，葱末撒在上面，再放精盐、白糖、味精、酱油、食醋、香油，拌匀即成。

【吃法】适量食用。

【功用】健脾益气，解毒利尿。适用于各型高脂血症，对伴有上呼吸道感染、动脉硬化症、高血压病、痈肿疮疡等病症者尤为适宜。

青椒拌豆腐

【材料】豆腐 500 克，青椒 30 克，香菜 10 克，香油、精盐、味精、葱末各适量。

【做法】先将豆腐用开水焯透，捞出晾凉，切成 1 厘米见方的小丁；再将青椒用沸水烫一下，与香菜均切成末，放在豆腐丁上，加入葱末、精盐、味精、香油，拌匀即成。

【吃法】适量食用。

【功用】清热解毒，健脾调脂。适用于各型高脂血症，对伴有骨质疏松症、慢性关节炎、消化性溃疡、高血压病等患者尤为适宜。

 凉拌四丝

【材料】豆腐干 250 克，芹菜 200 克，海带丝、莴苣各 50 克，精盐、味精、香油各适量。

【做法】将芹菜去叶，洗净，切成细丝；水发海带丝放入碗内加温水泡上；莴苣削去外皮，洗净后切成细丝；豆腐干切成薄片，再切成细丝；将芹菜丝放开水锅中焯一下，捞出用冷水冲凉，控干水分；海带丝、豆腐干丝分别放入开水锅中焯透，捞出控去水分；莴苣丝放入碗内，加适量精盐拌匀，腌 10 分钟左右，挤去水分备用。将豆腐丝、芹菜丝、海带丝、莴苣丝分别放入盘中，将精盐、味精、香油浇在其上，食用时将各丝与调料拌匀即成。

【吃法】适量食用。

【功用】清热利水，降压降脂。适用于各型高脂血症，对伴有高血压病、动脉硬化症、营养不良性水肿、脂肪肝等患者尤为适宜。

高脂血症 合理用药与食疗
GAOZHIXUEZHENGHELIYONGYAOYUSHILIAO

腐竹拌芹菜

【材料】腐竹 200 克，芹菜 300 克，香油、酱油、精盐、味精、食醋各适量。

【做法】将芹菜择洗干净，去老叶，放入开水锅中焯一下，再用凉水冲凉，切丝装盘；将水发腐竹切成丝，码在芹菜丝上；然后把酱油、食醋一起兑成汁，浇在腐竹芹菜上，再加香油拌匀即成。

【吃法】适量食用。

【功用】健脾益气，平肝降压，祛瘀降脂。适用于各型高脂血症，对伴有慢性气管炎、脂肪肝、动脉硬化症、冠心病、高血压病等患者尤为适宜。

 绿豆芽拌豆腐丝

【材料】绿豆芽 400 克，豆腐丝 150 克，香油、酱油、精盐、味精各适量。

【做法】先将绿豆芽择洗干净，沥干水分；然后锅上火，加水煮沸，放入豆腐丝，再煮沸，捞出沥去水分，放入盘内；最后绿豆芽放入煮豆腐丝的锅内，水沸后立即捞出，沥去水，放在豆腐丝上面，加入酱油、精盐、味精、香油，拌匀即成。

【吃法】适量食用。

【功用】清热解毒，醒脾解酒。适用于各型高脂血症，对伴有脂肪肝、吸收不良综合征、胃肠功能紊乱等患者尤为适宜。

 黄豆芽拌水芹菜

【材料】水芹菜 500 克，黄豆芽 200 克，精盐、味精、香油各适量。

【做法】先将水芹菜剔除烂根、老叶，洗净后入沸水中焯熟，沥净水，切成段；然后将黄豆芽去根须，洗净，入沸水中煮熟，沥水，与熟芹菜拌和装碗，加精盐、味精，淋上香油，拌匀即成。

【吃法】适量食用。

【功用】滋阴润燥，降压降脂。适用于各型高脂血症，对伴有慢性胃炎、慢性气管炎、高血压病、动脉硬化症、习惯性便秘等病患者尤为适宜。

 ── 茶叶鸡肉片

【材料】生鸡脯 200 克，茶叶 5 克，熟火腿 25 克，精盐、味精、料酒、鸡油、鲜汤各适量。

【做法】先将鸡脯肉洗净沥干，切成薄片，放碗内加水浸泡；再将火腿切成薄片。接着将茶叶放杯内，倒入沸水将茶叶略微泡开，滗去水分，倒在汤碗内；然后汤锅上火，放入鲜汤，加精盐、料酒、味精烧沸，撇去浮沫；再将碗内鸡肉连水和火腿倒入锅内，待鸡肉呈白色时，将汤锅离火，最后将汤与鸡肉片、火腿片一同倒入茶汤碗内，淋上鸡油即成。

【吃法】适量食用。

【功用】补气调脂，清火明目。适用于各型高脂血症。

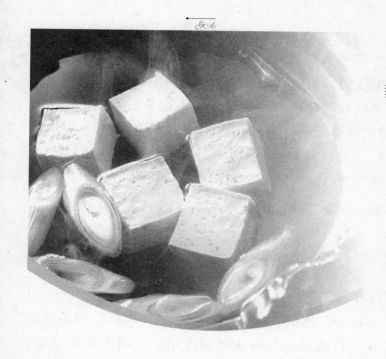

高脂血症患者的 **汤羹**

 ### 芦笋枸杞苡仁羹

材料 芦笋 50 克，枸杞子 30 克，薏苡仁 20 克，红小豆 60 克。

做法 将枸杞子、薏苡仁、红小豆分别洗净，放入温开水中浸泡 30 分钟，连同浸泡水一起放入沙锅内，加水适量，大火煮沸后改用小火煮 1 小时；芦笋切成碎末状，待枸杞子、薏苡仁、红小豆煮至熟烂成羹状，调入芦笋碎末拌和均匀，继续煮成羹即成。

吃法 早晚分食。

功用 清热解毒，补虚止渴，降低血脂。适用于肝肾阴虚型高脂血症，对伴有动脉粥样硬化症、糖尿病、冠心病、视网膜损害病症患者尤为适宜。

番茄山楂陈皮羹

材料 番茄 200 克，山楂 30 克，陈皮 10 克，淀粉适量。

做法 将山楂、陈皮分别拣杂，洗净，山楂切成片（去籽），陈皮切碎，同放入碗中备用；再将成熟番茄放入温水中浸泡片刻，反复洗净，连皮切碎，剁成番茄糊待用；沙锅中加水适量，调入山楂、陈皮，中火煮20分钟，加番茄糊，拌匀，改用小火煮10分钟，以湿淀粉勾成羹即成。

吃法 早晚分食。

功用 消食导滞，通脉散瘀，降低血脂。适用于各型高脂血症。

荠菜姜枣羹

材料 荠菜200克，姜末、红枣、红糖、淀粉各适量。

做法 将鲜荠菜拣杂，连根、茎、叶一起洗净，切碎，剁成荠菜泥糊备用；将姜末与去核的红枣共研成稀糊待用；沙锅内加水适量，用中火煮沸，加姜末、红枣稀糊，小火煮5分钟，加入荠菜泥糊及红糖，拌和均匀，继续用火煮5分钟，用湿淀粉勾成羹。

吃法 早晚2次分食。

功用 滋阴养血，健脾行气，补虚降脂。适用于各型高脂血症，对肝肾阴虚、阴虚阳亢型高脂血症患者尤为适宜。

笋蓉豌豆羹

材料 冬笋100克，豌豆苗100克，鲜汤300毫升，牛奶50毫升，精盐、味精、胡椒粉、白糖、姜汁、淀粉、香油各适量。

做法 将冬笋洗净后切成大片，入沸水中烫熟捞出，控水后放案板上剁成蓉，放入碗中；豌豆苗洗净放入沸水中略烫捞出，放冷水中过凉，捞出控水后剁成末，放入盛冬笋的碗中，然后加入精盐、姜汁、白糖、胡椒粉拌匀。炒锅上大火，加入牛奶、鲜汤，煮沸后加入拌好的笋蓉，至熟后用湿淀粉勾稀芡，加入味精，起锅盛入汤碗中，淋上香油即成。

吃法 早晚分食。

功用 滋阴养血，和脾行气，补虚降脂。适用于各型高脂血症。

番茄豆腐羹

材料 番茄 200 克，豆腐 200 克，毛豆米 50 克，精盐、味精、白糖、胡椒粉、湿淀粉、鲜汤、植物油各适量。

做法 将豆腐切成片，下沸水锅中焯一下，捞出沥净水待用；番茄洗净，用开水烫后去皮，剁烂成汁，下油锅煸炒，加精盐、白糖、味精，翻炒几下，倒入碗中待用；毛豆米洗净备用。在油锅中放入鲜汤、毛豆米、精盐、白糖、味精、胡椒粉、豆腐，煮沸入味，用湿淀粉勾芡，加入味精，再倒入番茄汁推匀，出锅即成。

吃法 早晚分食。

功用 滋阴养血，和脾行气，补虚降脂。适用于各型高脂血症。

麦麸苡仁莲子羹

材料 麦麸、薏苡仁各 50 克，莲子 20 克，红枣适量。

做法 先将麦麸放入炒锅内，微火反复炒香，研成细末；然后将薏苡仁、莲子用凉开水浸泡片刻，与红枣去核后同入锅内，加水适量，先用大火煮沸，改小火煮莲子熟烂，薏苡仁、红枣呈羹糊状，调入麦麸末，搅拌均匀即成。

吃法 早晚服食。

功用 健脾减肥，调脂益气。适用于各型高脂血症，对伴有慢性肠炎者尤为适宜。

苡仁绿豆粟米羹

材料 粟米 60 克，薏苡仁 30 克，绿豆 30 克。

做法 将粟米、薏苡仁、绿豆分别洗净，同放入沙锅内，加温开水浸泡片刻，待其浸涨后用大火煮沸，改用小火煮 1 小时，煮至绿豆呈开花状，粟米、薏苡仁均熟烂成羹即成。

吃法 早晚分食。

功用 清热解毒，润燥止渴，生津降脂。适用于各型高脂血症，对伴有糖尿病患者尤为适宜。

 ## 玉米咸羹

材料 玉米 50 克，红小豆 30 克，薏苡仁 50 克，精盐适量。

做法 将玉米洗净，用凉开水泡 30 分钟，磨成玉米糊，与洗净的红小豆、薏苡仁同入锅中，加水适量，先用大火煮沸，再改以小火煮至红小豆、薏苡仁开花熟烂，调入精盐，再煮沸即成。

吃法 适量食用。

功用 健脾祛湿，养血调脂。适用于各型高脂血症。

山楂橘皮桂花羹

材料 山楂 50 克，橘皮 30 克，桂花 2 克，白糖 10 克，红糖 15 克。

做法 先将新鲜橘皮用水反复洗净，切成豌豆样小方丁；然后将山楂洗净后，连皮、核切成薄片，与洗净的桂花、橘皮同入沙锅内，加水适量，大火煮沸后，改用小火煮 20 分钟，调入白糖、红糖，煮成羹即成。

吃法 适量食用。

功用 活血降脂，祛湿降压。适用于湿热内蕴型高脂血症，对伴有高血压病患者尤为适宜。

海带银鱼羹

材料 银鱼 250 克，海带 150 克，香油、精盐、味精、淀粉、鲜汤各适量。

做法 先将银鱼、海带分别洗净，用沸水余过，滤过水分，海带切丝；再将鲜汤倒入炒锅中煮沸，去浮沫，加入精盐调味，放入银鱼、海带丝、味精，用湿淀粉勾芡，淋上香油即成。

吃法 早晚分食。

功用 滋阴化痰，补肾降脂。适用于各型高脂血症。

酸辣黄鱼羹

材料 小黄鱼 750 克，鸡蛋清 100 克，冬笋、香菜各 50 克，鸡汤、精盐、味精、胡椒粉、食醋、料酒、熟猪油、淀粉、葱末、姜末各适量。

做法 先将洗净的黄鱼放入开水锅内稍烫一下，捞出用凉水过凉，加葱末、姜末、料酒、精盐，上笼蒸熟后取出，再把鱼刺剔去，鱼肉放在盘内；接着把冬笋切成小片；然后将锅烧热，放熟猪油，将冬笋片、葱末、姜末下锅略炒，加入鸡汤，再把剔好的鱼肉下锅内，加精盐、味精煮开，用湿淀粉勾薄芡，再将鸡蛋清下入锅内，用勺推匀，加食醋起锅，盛入碗内，撒上胡椒粉，放入香菜即成。

吃法 早晚分食。

功用 补气益肾，养血调脂。适用于各型高脂血症。

海参笋菇羹

材料 海参 90 克，冬笋片 15 克，香菇 5 克，熟火腿 2 克，料酒、精盐、味精、胡椒粉、熟猪油、鲜汤各适量。

做法 先将水发海参、冬笋、香菇洗净切碎；然后炒锅上火，放熟猪油烧热后，倒入鲜汤，加入海参、香菇、冬笋、精盐、料酒、味精，用大火煮沸后转用小火煮 1 小时，倒入火腿末，撒上胡椒粉拌匀即成。

吃法 适量食用。

功用 益气止血，补肾降脂。适用于各型高脂血症。

 ## 黑木耳红枣羹

材料 黑木耳 50 克，红枣 20 枚，红糖 20 克。

做法 将水发黑木耳拣杂，用水洗净，放入沙锅内，加洗净的红枣及水，大火煮沸，改用小火煮 1 小时，待黑木耳、红枣熟烂成糊，将枣核夹出，加红糖拌和均匀，再煮至沸即成。

吃法 适量食用。

功用 益气补血，散瘀降脂。适用于各型高脂血症。

 ## 黑木耳黄豆羹

材料 黑木耳 15 克，黄豆 50 克，红枣 15 个，精盐适量。

做法 将水发黑木耳、黄豆、红枣分别洗净，加水泡涨，然后一同置于锅内，加水适量，小火炖至熟烂，加精盐调味即成。

吃法 适量食用。

功用 补肾益精，散瘀降脂。适用于各型高脂血症。

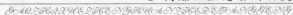

决明子核桃芝麻羹

材料 决明子 30 克，核桃仁 30 克，黑芝麻 30 克，薏苡仁 50 克，精盐适量。

做法 先将决明子、黑芝麻分别洗净后，晒干或烘干，决明子敲碎，与黑芝麻同入锅内，微火翻炒出香味后，趁热共研为细末；再将核桃仁研成粗末；然后将薏苡仁淘洗干净，放入沙锅内，加水适量，大火煮沸后，改用小火煮成稀黏糊，调入核桃仁粗末，拌和均匀，再调入决明子、黑芝麻细末、精盐，小火煮成羹即成。

吃法 早晚分食。

功用 补益肝肾，滋阴降脂。适用于各型高脂血症。

大蒜木耳鲫鱼汤

材料 鲫鱼 1 条，大蒜瓣 50 克，黑木耳、香菇各 25 克，植物油、精盐、葱段、姜丝、食醋、香油、料酒、味精各适量。

做法 先将鲫鱼去鳞，开膛，去内脏，去鳃，洗净；再将水发香菇、黑木耳择洗干净，切成丝；然后起油锅，将鲫鱼稍过油，加水适量煮沸，加大蒜瓣，待汤呈乳白色时，加料酒、葱段，姜丝、精盐，再加黑木耳、香菇，煮开后加味精、食醋及香油即成。

吃法 适量食用。

功用 滋润肌肤，降低血脂。适用于各型高脂血症。

竹笋汤

材料 竹笋 100 克，精盐、味精各适量。

做法 将鲜竹笋剥去浮皮洗净，切成薄片，放入锅加水煮沸后，用中火继续煮半小时，加入精盐、味精即成。

吃法 适量食用。

功用 减肥降脂，清热化痰。适用于各型高脂血症。

 ## 马齿苋绿豆汤

材料 马齿苋 250 克，绿豆 100 克，猪瘦肉 100 克，蒜蓉、香油、精盐、味精各适量。

做法 将马齿苋去根、老茎，洗净，切成段备用；绿豆淘洗净，放入煲内，加水适量煮约 15 分钟；再放猪瘦肉、马齿苋、蒜蓉，煮 1~2 小时，至猪肉熟软，放入香油、精盐、味精调味即成。

吃法 适量食用。

功用 清热祛湿，解毒降脂。适用于各型高脂血症。

 ## 番茄海带汤

材料 番茄 150 克，海带 15 克，香菇 15 克，木耳 15 克，葱末、姜丝、精盐、味精、五香粉、香油、植物油各适量。

做法 将海带放入水中浸泡 6 小时后，将斑块及沙质洗去，切成菱形片备用；将水发香菇、水发黑木耳洗净后，香菇切成丝，黑木耳撕成小片状，同放入碗中，待用；再将番茄洗净外皮，去蒂头，切成片。炒锅置火上，加植物油，大火烧至七成热时，加葱末、姜丝，煸炒出香，加入番茄片煸透，再加水适量，煮沸，投入海带片、香菇丝、黑木耳片，改用小火煮 15 分钟，加精盐、味精、五香粉拌和均匀，淋入香油即成。

吃法 适量食用。

功用 益气补虚，通脉散瘀，降低血脂。适用于各型高脂血症。

荠菜马齿苋汤

材料 荠菜 100 克，马齿苋 100 克，调料适量。

做法 将鲜荠菜、鲜马齿苋分别拣杂，洗净后切成小段，同放入沙锅内，加水适量，中火煮 20 分钟放入调料即成。

吃法 早晚分服。

功用 清热解毒，散瘀降脂。适用于各型高脂血症。

萝卜香菇汤

材料 白萝卜 500 克，香菇 25 克，豌豆苗 25 克，精盐、料酒、味精、黄豆芽汤、香油各适量。

做法 将白萝卜洗净去皮切丝，下沸水中焯至八成熟时捞出；水发香菇去杂质，洗净切丝；豌豆苗择洗干净，下沸水锅焯透捞出。在锅中加入黄豆芽汤、料酒、精盐、味精，煮沸后撇去浮沫，分别下入白萝卜丝、香菇丝略烫一下，捞出放入大汤碗中，将锅中汤继续煮沸，撒上豌豆苗，起锅浇在汤碗内，淋上香油即成。

吃法 适量食用。

功用 益气健身，减肥降脂。适用于各型高脂血症。

番茄豆腐鱼丸汤

材料 番茄 250 克，豆腐 250 克，鱼肉 250 克，发菜 25 克，葱末、姜末、精盐、味精、香油各适量。

做法 先将番茄洗净切块，豆腐切块，发菜洗净沥干水、切段；再将鱼肉洗净沥干水分，剁烂调味，加入发菜及适量水，搅至起胶，放入葱末搅匀，做成鱼丸；然后将豆腐块放入锅中，加适量水，大火煮沸后放入番茄，再煮至沸，放入鱼丸煮熟，加姜末、精盐、味精、淋入香油即成。

吃法 适量食用。

功用 健脾清胃，养阴降脂，生津止渴。适用于各型高脂血症。

荠菜豆腐汤

材料 豆腐 200 克，荠菜 100 克，胡萝卜 25 克，水发香菇 25 克，熟竹笋 25 克，水面筋 50 克，精盐、味精、姜末、淀粉、鲜汤、香油、植物油各适量。

做法 将嫩豆腐、熟竹笋、水面筋分别切成小丁；水发香菇洗净，切成小丁；荠菜去杂洗净，切成细末；胡萝卜洗净入沸水锅中焯熟，捞出晾凉后切小丁。炒锅放植物油，烧至七成热，加入鲜汤、豆腐丁、香菇丁、胡萝卜丁、笋丁、面筋丁、荠菜末、精盐、姜末，煮沸后加入味精，用湿淀粉勾稀芡，淋上香油，出锅装入汤碗即成。

吃法 适量食用。

功用 健脑益智，降压降脂。适用于各型高脂血症。

木耳豆腐汤

材料 黑木耳 50 克，豆腐 500 克，笋片 20 克，蘑菇片 20 克，火腿片 10 克，精盐、味精、白糖、胡椒粉、香油、鲜汤各适量。

做法 先将豆腐放入盐水中泡 30 分钟，用刀切成长条块；再将水发黑木耳洗净，同笋片、蘑菇片、豆腐块、火腿片一同下沸水锅焯一下，捞出，放入大汤碗内；然后在锅中放入鲜汤，用大火煮沸，加精盐、味精、胡椒粉、白糖调味，起锅，将汤倒入碗内，淋上香油即成。

吃法 适量食用。

功用 补脾降脂，清热解毒。适用于各型高脂血症。

薏苡仁海带汤

材料 薏苡仁 20 克，海带 20 克，鸡蛋 1 个，植物油、精盐、味精、胡椒粉各适量。

做法 将水发海带洗净切条，与洗净的薏苡仁一同放入高压锅内，加水炖至极烂；然后炒锅上大火，放植物油烧热，将打匀的鸡蛋炒熟；立即将海带、薏苡仁连汤倒入，加精盐、胡椒粉炖煮片刻，起锅时加味精即成。

吃法 适量食用。

功用 降脂利尿，活血化瘀。适用于各型高脂血症，对伴有糖尿病、动脉硬化等患者尤为适宜。

玉米豆腐汤

材料 豆腐 250 克，嫩玉米 100 克，海米 10 克，精盐、味精、料酒、姜末、香油、鲜汤各适量。

做法 先将玉米下沸水锅焯一下，去掉皮膜；继把豆腐切成菱形小片，再在炒锅加水煮沸，下豆腐片焯一下捞出沥干水；接着将海米用温水泡发；然后在锅内放入鲜汤、豆腐片、玉米、海米、料酒、精盐、味精和姜末，调好口味，待汤煮沸撇去浮沫，起锅盛入大碗内，淋入香油即成。

吃法 适量食用。

功用 滋阴润燥，补肾降脂。适用于各型高脂血症。

玉米豌豆苗汤

材料 青嫩玉米尖 10 个，豌豆苗 100 克，精盐、香油、鲜汤各适量。

做法 先将青嫩玉米尖剥去皮，用玉米尖部最嫩部分，择去须子，用凉水洗净，切成丁放入开水锅内，煮 2 分钟后捞出放入盘内，加鲜汤上笼蒸 6 分钟左右，取出待用；再将豌豆苗用开水烫一下；然后在鲜汤内放入精盐，盛入汤碗中，加上蒸好的嫩玉米尖丁及嫩豌豆苗，淋上香油即成。

吃法 适量食用。

功用 补中益气，降糖降脂。适用于各型高脂血症。

豆腐海带汤

材料 豆腐 400 克，水发海带 100 克，番茄 1 个，葱末、青豆、香油、胡椒粉、精盐、味精、料酒、鲜汤各适量。

做法 将豆腐切成条；水发海带切成丝；番茄切成丝。锅内放鲜汤，下豆腐条、海带丝、番茄丝及青豆与葱末，一同煮 3~5 分钟，再放入调味料，煮 3 分钟，出锅前淋上香油即成。

吃法 适量食用。

功用 滋阴清热，降压降脂，增强免疫功能。适用于各型高脂血症，对伴有吸收不良综合征、单纯性甲状腺肿、颈淋巴结结核、高血压病、脂肪肝等患者者尤为适宜。

黄豆芽蘑菇汤

材料 黄豆芽 250 克，鲜蘑菇 100 克，精盐、味精、香油各适量。

做法 将黄豆芽择洗干净，加水适量煮 20 分钟，下洗净的鲜蘑菇片，加味精和精盐后再煮 3 分钟，淋入香油，出锅即成。

吃法 适量食用。

功用 清热利湿，补虚消瘀。适用于各型高脂血症，对伴有慢性

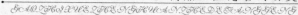

气管炎、慢性尿道炎、慢性盆腔炎等患者尤为适宜。

干豆腐皮冬笋汤

材料 干豆腐皮 100 克，香菇、冬笋各 50 克，味精、精盐、香油、植物油、鲜汤各适量。

做法 将干豆腐皮上笼蒸软，切在菱形片；香菇用温水泡发，除去杂质，洗净，切成丝；冬笋切片待用。锅上火，放植物油烧热，随即加入鲜汤、味精、精盐、香菇丝、冬笋片、干豆腐皮烧开，去浮沫，起锅淋入香油即成。

吃法 适量食用。

功用 清热利尿，补虚降脂。适用于各型高脂血症，对伴有单纯性肥胖症、糖尿病、动脉硬化、高血压病、慢性前列腺炎等患者尤为适宜。

枸杞西芹白菜汤

材料 枸杞子 15 克，西芹 20 克，白菜 100 克，猪瘦肉 50 克，料酒、葱段、姜丝、精盐、植物油、鲜汤各适量。

做法 将猪瘦肉洗净，切薄片；西芹，白菜切段；枸杞子去杂质，洗净；锅置中火上烧热，加入植物油，烧至六成热时加入葱段、姜丝煸香，加入鲜汤煮沸，加入瘦猪肉、枸杞子、西芹、白菜、料酒、精盐，烧煮 15 分钟即成。

吃法 上下午分食。

功用 滋阴补肾，平肝降脂。适用于阴虚阳亢型高脂血症。

山楂玉米须汤

材料 山楂 15 克，玉米须 50 克。

做法 将生山楂洗净，去核打碎，与洗净的玉米须一同放入沙锅内，加水适量，大火煮沸后，改用小火煮 30 分钟，收取汁液即成。

吃法 上下午分饮。

功用 补益脾胃，利尿消肿，降脂降压。适用于各型高脂血症，对伴有营养不良性水肿、慢性肾炎、糖尿病等患者尤为适宜。

海参紫菜汤

材料 海参 100 克，冬笋片 50 克，紫菜 25 克，熟火腿末 10 克，天花粉 10 克，植物油、葱末、姜末、料酒、鲜汤、精盐、味精、五香粉、淀粉、香油各适量。

做法 先将天花粉洗净，切片晒干或烘干，研成极细末；继将水发海参切片；接着将冬笋片切碎；继将紫菜拣净后用清水漂洗一下，沥水后放入大碗内；然后锅置火上，加植物油烧热，放入葱末、姜末煸香，倒入鲜汤（或鸡汤），加海参片、冬笋碎末、烹入料酒，先用大火烧沸，加入天花粉细末拌匀，改用小火煮至烧至海参熟烂，倒入紫菜，再煮至沸，加精盐、味精、五香粉，拌匀，用湿淀粉勾薄芡，倒入熟火腿末，煮沸后淋入香油即成。

吃法 适量服食。

功用 滋阴补虚，解毒止渴，降低血脂。适用于阴虚阳亢虚型高脂血症。

鲫鱼笋片汤

材料 鲜鲫鱼 1 条（约 400 克），熟笋片 50 克，熟火腿片、水发香菇各 25 克，精盐、料酒、味精、鸡油、葱段、姜片、植物油各适量。

做法 将鲜鲫鱼去鳞、鳃及内脏，洗净；然后炒锅上火，加植物油烧热，放入鱼两面略煎，加料酒、葱段、姜片和水，煮沸撇去浮沫，改用小火煮至汤呈乳白色，再改用大火，加精盐、味精、火腿片、笋片、香菇片煮沸，拣去葱段、姜片，盛入碗中，将火腿片、香菇片放在于身上，淋上鸡油即成。

吃法 适量食用。

功用 利水消肿，通脉降脂。适用于各型高脂血症。

鲫鱼红豆汤

材料 大鲫鱼 1 条，马齿苋 30 克，红小豆 30 克，香菇 10 克，姜片、香油、精盐各适量。

做法 将马齿苋入布袋，然后将鲫鱼去鳞、鳃及内脏并洗净，与洗净的红小豆、香菇、马齿苋布袋、姜片等一同放入沙锅内，加水适量，先用大火煮沸，再转用小火炖至鲫鱼、红小豆熟烂，去布袋，加香油、精盐调味即成。

吃法 适量食用。

功用 健脾祛湿，利水降脂。适用于各型高脂血症。

泥鳅木耳汤

材料 泥鳅 200 克，水发黑木耳 25 克，笋片 25 克，精盐、料酒、葱段、姜片、味精、植物油各适量。

做法 用热水洗去泥鳅的黏液，剖腹去内脏，放油锅内稍煎后备用；锅中加入适量清水，放入泥鳅、料酒、精盐、葱段、姜片、黑木耳、笋片，煮至肉熟烂，加味精调味即成。

吃法 适量食用。

功用 益气强身，健脾降脂。适用于各型高脂血症。

海带牡蛎汤

材料 牡蛎 250 克，海带 50 克，料酒、姜片、精盐、味精、植物油、鲜汤各适量。

做法 先将鲜牡蛎洗净，放热水中浸泡至发涨，去杂洗净后放深盘中；再将浸泡牡蛎的水澄清后滤至深盘中，和牡蛎一起蒸 1 小时取出；然后炒锅上大火，放植物油烧热，放入姜片爆香，加入鲜汤、精盐、味精、料酒，倒入牡蛎和蒸汁及洗净的海带煮熟，下味精调味即成。

吃法 适量食用。

功用 补益肝肾，散结降脂。适用于各型高脂血症。

百页香菇汤

材料 百页 100 克，香菇、冬笋各 50 克，精盐、味精、葱末、姜末、鲜汤、香油、精制植物油各适量。

做法 先将百页上笼蒸软，切成菱形片；继将水发香菇洗净切成丝；接着将冬笋切片；然后在锅内放植物油，烧热放入葱末、姜末煸香，随即添入鲜汤，加入味精、精盐、香菇丝、冬笋片、百页，煮沸后撇去浮沫，淋上香油出锅即成。

吃法 适量食用。

功用 清热降脂，和中润肠，益胃强体。适用于各型高脂血症，对伴有高血压病、动脉硬化等患者尤为适宜。

八

高脂血症患者的 **主食**

荠菜汤圆

【材料】鲜荠菜 150 克，水磨糯米粉 250 克，精盐、胡椒面粉适量。

【做法】鲜荠菜洗净切碎，加胡椒粉及精盐，制成馅备用。水磨糯米粉调适量水揉拌，再用荠菜馅包成汤圆，食用前煮熟即可。

【吃法】适量食用。

【功用】滋补脾肾，养阴降脂。适用于各型高脂血症，对阴虚型阳亢高脂血症患者尤为适宜。

魔芋绿豆糕

【材料】魔芋精粉 3 克，面粉 150 克，绿豆 50 克，鲜酵母 5 克。

【做法】将绿豆煮熟备用；面粉加鲜酵母及温水和成稀面糊，待发酵后，加入魔芋精粉和成软面团发好备用；蒸锅内加水煮开，铺上屉布，放入面团 1/3，用手蘸水轻轻拍平；再将煮熟的绿豆撒上 1/2，

133

铺平，放入剩余的面团 1/2 拍平，将余下的熟绿豆放上铺平；然后将面团全部放入拍平。最后用大火蒸 15 分钟，切成 10 块。

【吃法】适量食用。

【功用】降压降脂，软化血管。适用于各型高脂血症，对伴有糖尿病、动脉硬化患者尤为适宜。

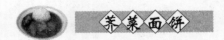
荠菜面饼

【材料】荠菜 100 克，面粉 100 克，植物油、精盐、味精各适量。

【做法】将荠菜洗净，切成末；面粉放盆中，加入精盐和味精，撒入荠菜末拌匀，加水适量和成软硬适中的面团，揉透后切成 4 个面剂，逐个擀薄。取平底锅，抹上植物油，把擀好的面剂放在锅内烙至两面微黄即成。

【吃法】适量食用。

【功用】清热降脂。适用于各型高脂血症。

荠菜春卷

【材料】荠菜 400 克，熟春卷皮约 30 张，猪瘦肉丝 100 克，榨菜 30 克，酱香干 50 克，酱油、豆瓣酱、植物油、鲜汤各适量。

【做法】将荠菜焯水后迅速捞起，切碎。榨菜、香干分别切丝；将猪肉丝入热油锅中滑熟捞起。将香干丝放入油锅，加入酱油、鲜汤煸炒，最后将荠菜、榨菜丝入锅略炒，再放肉丝同炒，装盘作馅备用。趁热掀出一张春卷皮置于手上，先在皮上抹上薄薄的豆瓣酱，然后包入炒好的馅料，热做热吃，包好后切成两段，蘸酱食用。

【吃法】适量食用。

【功用】清热降脂。适用于各型高脂血症。

大葱牛肉蒸饺

【材料】大葱 300 克，面粉 500 克，牛肉末 250 克，香油 50 毫升，酱油 50 克，精盐、味精、花椒、大茴香、姜末各适量。

【做法】将泡花椒、大茴香的水分 3 次搅入肉末内，待搅至浓稠时，分 2 次打入酱油，再加入姜末、精盐、味精、香油调匀，最后将切碎的葱末拌入肉馅内备用。面粉 150 克用开水搅匀成烫面团；另将面粉 350 克用香油和制揉透，上案板与烫面团揉好；然后搓成长条，切成 50 个剂子，按扁后擀成圆皮。将馅心抹在圆皮上，包成月牙形饺子，码入笼内，用大火蒸 8 分钟即成。

【吃法】适量食用。

【功用】降压调脂，降低血糖。适用于各型高脂血症，对伴有糖尿病、动脉粥样硬化患者尤为适宜。

洋葱牛肉蒸饺

【材料】洋葱 300 克，面粉 500 克，牛肉末 250 克，香油 50 克，酱油 50 克，精盐、味精、花椒、大茴香、姜末各适量。

【做法】将泡花椒、大茴香的水分 3 次搅入肉末内，待搅至浓稠时，分 2 次倒入酱油，加入姜末、精盐、味精、香油调匀，最后将切碎的洋葱末拌入肉馅内备用。面粉 150 克用开水搅匀成烫面团；另将面粉 350 克用水和制揉匀，上案板与烫面团揉好；然后搓成长条，切成 50 只剂子，按扁，擀成圆皮；最后将馅心抹在圆皮上，包成月牙形饺子生坯，码入笼内，用大火蒸 8 分钟即成。

【吃法】适量食用。

【功用】降压降脂，降低血糖。适用于各型高脂血症。

马齿苋蒸饺

【材料】马齿苋 500 克，韭菜 150 克，鸡蛋 1 个，面粉 500 克，精盐、味精、酱油、五香料、葱末、姜末、植物油各适量。

【做法】将马齿苋去根，择洗干净，沥净水，切碎末；韭菜择洗干净，沥去水，切成末；炒锅上火，放植物油烧热，放入打匀的鸡蛋液，炒熟搅碎。韭菜末放入盆中，再放入马齿苋末、鸡蛋碎块，搅拌均匀，再加入精盐、酱油、味精、五香料、葱末、姜末，搅匀成馅料；面粉中加沸水，拌匀揉透，成为烫面块，放在案板上摊开晾凉，再揉匀揉透，盖上湿布放置饧面。将面团稍揉几下，搓成长条，揪成小面剂子，压扁，擀成中间稍厚、周边较薄的面皮；将馅料包入面皮中，捏成半月形饺子生坯；最后将饺子生坯摆入笼中，用大火蒸 10 分钟即成。

【吃法】适量食用。

【功用】清热解毒，降脂降糖。适用于各型高脂血症。

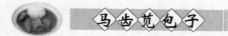

马齿苋包子

【材料】干马齿苋 200 克，油豆腐 100 克，面粉 500 克，酵母粉、碱面、精盐、味精、植物油各适量。

【做法】将马齿苋用温水泡发，去杂物及老黄叶片，再用凉水清洗 1~3 遍，切碎；将油豆腐洗净，切碎；两者同放入盆中，加入精盐、味精、植物油，拌匀成包子馅备用。面粉放入酵母粉置盆内，和成面团，放在温暖处发酵，将发酵的面团对上碱水中和酸味，揉匀搓成长条，揪成小面剂，擀成包子面皮，包馅成生包子，上笼蒸熟即成。

【吃法】适量食用。

【功用】滋补祛邪，降低血脂。适用于各型高脂血症。

大麦菜饭

【材料】大麦仁 250 克，油菜 200 克，香肠 100 克，水发香菇 50 克，植物油、姜末、精盐、味精各适量。

【做法】先将大麦仁淘洗干净，香肠切成斜片，油菜洗净后切成丁，水发香菇切成丝；再在压力锅中加水适量，加入淘好的大麦仁及香肠片，放在火上焖约 10 分钟；然后将炒锅上火，放植物油烧热，加入油菜丁、香菇丝、姜末、精盐，翻炒几下（不要炒熟），倒入麦饭锅内，搅拌匀，再焖 2 分钟，放入味精，拌匀即成。

【吃法】适量食用。

【功用】调脂宽中，清热解毒，通利肠胃。适用于各型高脂血症，对伴有慢性胃炎、消化性溃疡、脂肪肝、肝硬化、慢性前列腺炎、慢性尿路感染、更年期综合征等患者尤为适宜。

海带粳米饭

【材料】海带 100 克，粳米 500 克，精盐适量。

【做法】先将粳米拣去杂物，淘洗干净；再将水发海带放入凉水盆中洗净泥沙，切成小块；然后将锅上火，放入海带块和水，大火煮沸 5 分钟左右，煮出滋味，随即放入粳米或精盐，再煮开后，不断翻搅，煮 8~10 分钟，待米粒涨发、水快干时，盖上锅盖，用小火焖 10~15 分钟即成。

【吃法】适量食用。

【功用】软坚调脂，利水泄热。适用于各型高脂血症，对伴有单纯性甲状腺肿、动脉硬化症、冠心病、高血压病、慢性睾丸炎等患者尤为适宜。

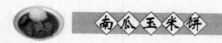

南瓜玉米饼

【材料】南瓜 1000 克，玉米面 500 克，精盐、葱末、植物油各适量。

【做法】先将小南瓜去皮、瓤，洗净后切成细丝，放入盆内，加入玉米面、葱末、精盐和水适量，拌匀成稀糊；然后平底锅放入油烧热，用勺盛糊入锅，摊成饼，烙至色黄，翻过来再烙，出锅即成。

【吃法】适量食用。

【功用】消食降脂。适用于各型高脂血症。

麦麸魔芋饼

【材料】麦麸 150 克，魔芋精粉 2 克，粗麦粉 50 克，植物油、葱末、姜末、精盐、味精、香油各适量。

【做法】将麦麸，魔芋粉、粗麦粉混合均匀，加水适量，并加植物油、香油、葱末、姜末、精盐、味精，和匀后做成圆饼蒸熟，或下平底油锅中煎成小圆饼即成。

【吃法】适量食用。

【功用】滋阴补肾，清热降火，降低血脂。适用于各型高脂血症。

燕麦饼

【材料】燕麦 500 克，植物油、精盐、味精、五香粉各适量。

【做法】先将燕麦粒放入铁锅炒至香熟，磨成细粉，放入盆内，加入精盐、味精、五香粉混合均匀，倒入沸水，和成面团，切成小块，制成圆饼；然后将平底锅烧热后刷上一些植物油，放入燕麦圆饼，烙至两面呈金黄色即成。

【吃法】适量食用。

【功用】降糖降脂。适用于各型高脂血症，对伴有糖尿病患者尤为适宜。

燕麦苡仁圆饼

【材料】燕麦面 250 克，粗麦粉 100 克，薏苡仁 30 克，植物油、香油、葱末、姜末、精盐、味精各适量。

【做法】先将薏苡仁去杂，洗净，晒干或烘干，共研成粗粉，与燕麦面、粗麦粉充分拌和均匀，放入盆中，加清水适量调拌成糊状，加适量植物油及香油、葱末、姜末、精盐、味精拌和均匀；然后将平底煎锅置大火上，加植物油适量，中火烧至六成热时，用小勺将燕麦薏苡仁糊逐个煎成质润松脆的圆饼即成。

【吃法】适量食用。

【功用】健脾利湿，降糖降脂。适用于各型高脂血症，对伴有糖尿病患者尤为适宜。

珍珠米熟食方

【材料】玉米棒 250 克。

【做法】将鲜嫩紫色玉米棒头（连心）洗净，放入沙锅内，加足量水（以淹没玉米棒头再高出 2 厘米为度），大火煮沸后，改用小火煮 1 小时，待玉米用竹筷触之即凹陷（已熟烂）即成。

【吃法】早晚分食。

【功用】健脾和胃，补虚降脂。适用于各型高脂血症，对伴有动脉硬化、慢性胃炎、糖尿病等患者尤为适宜。

五香酥饼

【材料】玉米粉、粟米粉、糯米粉各 60 克，制何首乌粉、葛根粉各 30 克，红糖 20 克，葱末、姜末、精盐、味精、植物油各适量。

【做法】先将上述 5 种粉混合均匀，并调入红糖，加温开水适量，揉和后分成 8 个粉团，擀成 8 个粉饼，揉擀过程中，加植物油适量及葱末、姜末、精盐、味精；然后将平底煎锅置火上，加植物油适量，刷匀，将粉饼逐个放入，用小火边煎边烘烤，待粉饼煎烤至酥香松软即成。

【吃法】适量食用。

【功用】滋阴养血，补虚降脂。适用于各型高脂血症，对伴有糖尿病、脂肪肝等患者尤为适宜。

玉米黄豆窝头

【材料】玉米面 100 克，黄豆粉 150 克，小苏打适量。

【做法】先将玉米面、黄豆粉放入盆内，混合均匀，逐次加入温水及苏打水，边加水边揉和，揉匀后用手蘸凉水将面团搓条，分成若干小剂，并把每个小剂捏成小窝头，使其内外光滑，似宝塔形；再将做好的窝头摆在笼屉上，放进沸水锅内，盖严锅盖，用大火蒸 15 分钟即成。

【吃法】适量食用。

【功用】祛脂降压，清热解毒。适用于各型高脂血症，对伴有慢性胃炎、动脉硬化患者尤为适宜。

荞麦荠菜饼

【材料】荞麦粉、荠菜各 500 克，虾米 25 克，香油、精盐、葱末、姜末、味精、植物油各适量。

【做法】先将荞麦面粉倒入盆内，加水拌和，调成光润的水调面团，加盖拧干湿洁布，饧约 30 分钟；再将荠菜择洗干净，切成碎末；继将虾米洗净，切成碎末；然后将荠菜末和虾米末一起放入盆内，加入香油和精盐、味精、姜末、葱末，拌匀成菜馅；接着将面团放在案板上，揉匀揉光，分块搓条，揪成每个重100克的剂子，按扁擀成长方片，均匀抹上馅料，卷成筒形，拿住两头抻长，一手按住一头，一手拿住另一头向里卷，盘卷成圆形，剂头压在中间，再擀成厚薄均匀的饼坯；最后将平底锅上火烧热，放植物油，放饼，烙熟即成。

【吃法】适量食用。

【功用】清热利湿，降脂降压。适用于各型高脂血症，对伴有高血压病、脂肪肝等患者尤为适宜。

燕麦面条

【材料】燕麦面500克，香菜末50克，黄瓜丝、白萝卜丝各100克，蒜蓉、酱油、精盐、食醋、香油各适量。

【做法】先将燕麦面倒入盆中，用开水烫面，用筷子向一个方向搅动，和成面团，揪成小一点的剂子，搓成细条，轻轻叠放屉中蒸熟。再把蒜蓉、酱油、精盐、食醋、香油倒入小碗中，调匀成卤汁；然后将面条取出，抖散后放入碗中，加黄瓜丝、香菜末、白萝卜丝，浇上卤汁，拌匀即成。

【吃法】适量食用。

【功用】补虚健脾，祛瘀降脂，降糖降压。适用于各型高脂血症，对伴有慢性肝炎、脂肪肝、动脉硬化症、高血压病、糖尿病及视网膜病变等患者尤为适宜。

黄豆粉面糊

【材料】黄豆粉200克，面粉300克，植物油适量。

【做法】将黄豆粉、面粉混合后用小火不断地翻炒，为防止煳锅底，可加适量植物油，炒至粉微黄有香味即成。

【吃法】每次50克，每日2次，用沸水冲调成羹后食用。

【功用】清热解毒，除烦利尿。适用于各型高脂血症，对伴有口腔炎、咽炎、慢性气管炎、胃肠神经官能症、尿路感染、糖尿病等患者尤为适宜。

山楂荞麦饼

【材料】荞麦面1000克，鲜山楂500克，橘皮、青皮、砂仁、枳壳、石榴皮、乌梅、精盐各适量。

【做法】将橘皮、青皮、砂仁、枳壳、石榴皮、乌梅入锅，加入精盐和1000毫升水，煎煮30分钟，滤渣留取浓缩汁。用汁和面；然后将山楂揉入面团中，做成小饼，放入平底锅中焙熟即成。

【吃法】适量食用。

【功用】养胃消食，降低血脂。适用于各型高脂血症。

山楂消食饼

【材料】山楂250克，白术150克，神曲30克，面粉、精盐、植物油各适量。

【做法】先将鲜山楂洗净，放入锅内，加入水煮熟取出，去皮、核，制成山楂泥；继将白术、神曲研成细粉；再将山楂泥、白术、神曲放入盆中，加入精盐、面粉、温水和成面团，制成大小均匀的薄饼；然后平底锅上火，抹上植物油，放入薄饼，烙至两面金黄、薄饼熟透即成。

【吃法】适量食用。

【功用】健脾和胃，消食化积。适用于各型高脂血症，对伴有食积不化、吸收不良综合征、慢性胃炎、脂肪肝、肝硬化等患者尤为适宜。

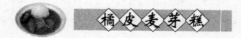

橘皮麦芽糕

【材料】干橘皮30克，麦芽120克，炒白术30克，神曲60克，米粉 150 克，白糖适量。

【做法】将麦芽淘洗后晒干，与橘皮、炒白术、神曲一起放入粉末，然后与白糖、米粉和匀，加水调和，做成 10~15 块小糕饼，放入碗内，用蒸锅蒸熟即成。

【吃法】适量食用。

【功用】健脾降脂，消食开胃。适用于各型高脂血症。

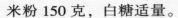 红豆陈皮饭

【材料】红小豆 100 克，陈皮 50 克，粳米 250 克。

【做法】先将红小豆洗净入锅，加水煮至半熟烂取出；再将陈皮丁加水煎煮，然后加入淘净的粳米和半熟的红小豆煮成饭。

【吃法】早晚分食。

【功用】开胃降脂，健脾消食，利水通便。适用于各型高脂血症。

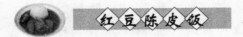 蘑菇肉包

【材料】水发蘑菇、瘦猪肉各 250 克，鸡肉、面肥各 150 克，虾仁 50 克，面粉 500 克，葱末、姜末、精盐、味精、食碱、酱油、植物油、香油各适量。

【做法】先将面粉加入温水 250 毫升及面肥 150 克，和成发面面团；再将蘑菇、瘦猪肉、鸡肉、虾仁洗净，分别切成豆粒大小的丁；然后在炒锅内放植物油，烧热，下肉丁煸炒，加酱油、葱末、姜末，继放入鸡肉丁、蘑菇丁、虾仁丁和香油、精盐、味精，拌匀成馅；接着将发好的面加入碱液揉匀，按常规包肉馅做成包子，放入蒸笼，用大火蒸熟即成。

【吃法】适量食用。

【功用】利肠养胃，化痰调脂。适用于各型高脂血症。

草菇锅贴

【材料】草菇、精面粉各 500 克，大白菜 250 克，精盐、味精、葱末、姜末、植物油、香油各适量。

【做法】先将草菇去根蒂，洗干净后放入沸水中焯透，捞出放凉，控干水，切成小丁；继将白菜洗净后切成碎末；接着将草菇丁、白菜丁、葱末、姜末共入盆内，加入植物油、味精、精盐、香油，拌匀成饺子馅；然后将面粉放入盆内，加 80℃水和匀揉润，做成面剂，擀成饺子皮，再包上馅，做成饺子；最后平锅上中火，均匀地抹上一层植物油，将饺子整齐码放在平锅里，并将 50 毫升热水浇在平锅里，盖上盖，用小火焖 10 分钟左右，起锅装盘即成。

【吃法】适量食用。

【功用】清补减肥。适用于各型高脂血症。

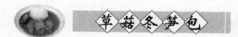

草菇冬笋包

【材料】鲜草菇 300 克，罐头冬笋、猪瘦肉各 250 克，面粉 500 克，面肥 150 克，葱末、姜末、酱油、精盐、味精、香油、减水各适量。

【做法】先将鲜草菇择洗干净，去蒂，放入沸水锅中焯透，捞出放凉，沥净水，切成小丁；继将猪瘦肉、冬笋片洗净，切成相应的小丁；接着将面肥放入盆内，加 200 毫升温水，调成面肥汤；在面粉内倒入面肥汤和匀，揉至软滑滋润，用湿布盖好，放在 20℃~25℃处，待面发酵后，兑入碱水，揉至碱性均匀、无黄斑，然后将面粉搓成条，揪成若干个面剂，擀成直径约 10 厘米的圆皮；再将草菇丁、瘦肉丁、冬笋丁、葱末、姜末均放入盆中，加入味精、精盐、酱油、香油，拌匀即成包子馅；最后将馅放入包子皮中间，做成三丁大包。将包子放入笼，先用小汽蒸 3 分钟，再转大汽蒸 10 分钟即成。

【吃法】适量食用。

【功用】滋阴润燥，补肾降脂。适用于各型高脂血症。

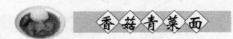

【材料】香菇50克，青菜心100克，面条250克，料酒、白糖、香油、精盐、蚝油、植物油、味精、板栗粉、熟猪油各适量。

【做法】先将水发香菇去蒂，洗净后，挤干水备用；再将面条放在热水中煮至软熟，捞出过凉开水，沥干，用熟猪油拌匀，放入于大盘中；继将整棵青菜心洗净；炒锅置大火上，放植物油烧热后放入青菜心，加精盐、味精及适量水快速炒熟，起锅排放于面条的四周；接着香菇用料酒、精盐煮熟后放在青菜心边；最后将蚝油、白糖、植物油、板栗粉和精盐调稀煮开，淋入香油，浇在面条上，拌匀后即成。

【吃法】适量食用。

【功用】益气养胃，清肺调脂。适用于各型高脂血症。

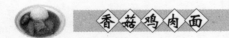

【材料】香菇50克，鸡脯肉100克，豌豆苗25克，挂面300克，料酒、鲜汤、鸡蛋清、淀粉、味精、香油、精盐各适量。

【做法】将水发香菇去蒂，洗净后挤干水分备用；再将鸡脯肉洗净剔筋后切成细丝，加鸡蛋清、精盐、淀粉拌匀；继将豌豆苗洗净后切成段；然后将挂面放入开水中，煮软后捞出用冷水冲凉；最后炒锅上火，放香油烧至五成热，下入鸡丝滑熟捞出，再放入豌豆苗、香菇略炒后，烹入料酒，加鲜汤、鸡丝、精盐、味精和挂面，汤沸后即成。

【吃法】适量食用。

【功用】健脾养胃，降低血脂。适用于各型高脂血症。

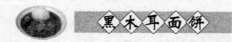 **黑木耳面饼**

【材料】黑木耳 30 克，黄豆 200 克，红枣 200 克，面粉 250 克。

【做法】将水发黑木耳洗净，用小火煮熟烂备用；黄豆炒熟，磨成粉备用；红枣洗净，加水泡涨后置于锅内，加水适量，用大火煮开后转用小火炖至熟烂，用筷子剔除皮、核备用。将红枣糊、黑木耳羹、黄豆粉一起与面粉和匀，制成饼，在平底锅上烙熟即成。

【吃法】适量食用。

【功用】益气健脾，润肺降脂。适用于各型高脂血症。